AF234283

DES

CAUSES DE LA VIE,

OU

DE L'ACTION NERVEUSE.

DES
CAUSES DE LA VIE,

OU DE

L'ACTION NERVEUSE,

ET DES MOYENS DE CONNAITRE, DE SE PRÉSERVER ET DE GUÉRIR,

1° LES MALADIES DES NERFS, telles que Spasmes, Vapeurs, Convulsions, Crampes, Tremblemens, Sciatique, Tic douloureux, Éblouissemens, Apoplexie, Paralysie, Palpitations, Toux, Asthme, Coliques nerveuses, etc. ;

2° LES MALADIES AIGUES OU CHRONIQUES appelées Inflammations ;

3° Enfin, LES MALADIES QUI DÉPENDENT D'UNE MATIÈRE ORGANIQUE ÉTRANGÈRE A LA MATIÈRE NATURELLE DE L'HOMME, telles que Choléra-Morbus, Peste, Fièvre-Jaune, Pustule maligne, Variole, Rougeole, Scarlatine, Dartres, Syphilis, Cancer, Scrophules, Phthisie pulmonaire, Hydatides, Vers intestinaux, etc.

Travail entièrement neuf, tout-à-fait concluant, tiré des bases de la Médecine Phusi-Dynamique, et contenant les expériences directes demandées à l'Auteur par l'Académie Royale de Médecine, dans son Rapport du 24 Juin 1828.

PAR M. J. P. BACHOUÉ DE LOSTALOT,

DE VIALER (Basses-Pyrénées),

Docteur en Médecine de la Faculté de Paris, auteur de la Médecine Phusi-Dynamique, Membre de plusieurs Sociétés Médicales de France.

DEUXIÈME ÉDITION.

Précédée du Rapport de l'Académie, et de la Réponse à ce Rapport ; Suivie de la Réfutation des sophismes de MM. Broussais, Rostan, Adelon, Pouillet, etc., sur les attributs de la matière de l'homme et de la matière universelle.

PARIS,

CHEZ L'AUTEUR, MÉDECIN-CONSULTANT,

PLACE ROYALE, N° 13;

ET CHEZ LES PRINCIPAUX LIBRAIRES DE LA FRANCE ET DE L'ÉTRANGER.

1831.

PARIS. — IMPRIMERIE DE DONDEY-DUPRÉ.

Rue Saint-Louis, N° 46, au Marais.

AVERTISSEMENT.

Les idées dominantes de ma nouvelle doctrine médicale électro-psycho-chimique-organique, dont je publie aujourd'hui la deuxième édition, ont été déjà communiquées en 1828 aux principales académies de l'Europe et particulièrement à l'Institut royal de France, et à l'Académie royale de médecine de Paris, dans un mémoire intitulé : *Essai sur une nouvelle théorie des fonctions du système nerveux, suivi de quelques vues de pathologie* (voyez le rapport à la fin de cet ouvrage). Je reproduis aujourd'hui ce même travail, augmenté de recherches entièrement neuves sur l'*irritation*, la *douleur*, la *fièvre*, les *maladies du cerveau, du cœur, du poumon, de l'estomac, des intestins,* etc.; la *création* et la *décomposition* des matières syphilitique, variolique, rubéique, rabique, pestilentielle, purulente, critique, etc., etc.; et particulièrement sur l'art de connaître et de traiter avec succès les *douleurs rhumatismales, nerveuses, goutteuses* et *syphilitiques; l'hypocondrie* et *l'hystérie;* et, généralement, toutes les affections dominantes du système nerveux et des autres systèmes organiques.

Livré depuis quelques années a des recherches spéciales sur l'innervation, et sur le traitement des maladies qui s'y rattachent, j'ai recueilli quelques données que je m'empresse de soumettre à l'examen des praticiens.

Les résultats que j'ai obtenus, me font proclamer de nouveau deux grandes vérités que la postérité reconnaîtra : 1° que la science de l'animalité est tout entière dans la connaissance de l'action et réaction chimique que les élémens matériels organiques et inorganiques, attirés ou repoussés par la puissance électrique, exercent conti-nuellement les uns sur les autres; 2° que la doctrine electro-psycho-chimique-organique scrutant le mode de cette action et réaction, et la manière dont l'ame coordonne le mouvement qui en résulte pour la production de tel ou tel effet prévu, est la seule doctrine qui puisse servir de base à une bonne philosophie zoologique.

A LA MÉMOIRE

DE

MON ONCLE,

M. ARMAND DE LOUSTALOT,

ANCIEN PREMIER CONSEILLER A LA COUR ROYALE DE PAU;

En qui la science du droit trouvait un appui solide, l'état des services signalés, la philosophie un
interprète éclairé, son neveu des conseils dignes
d'une éternelle reconnaissance.

INTRODUCTION.

La nouvelle théorie des phénomènes dynamiques manifestés par l'organisation de l'homme et des animaux, que je soumets, aujourd'hui, au jugement du public, est déduite des faits suivans, qui sont, à mes yeux, des certitudes physiques.

1° Que la matière organique animale soumise à tous les moyens d'investiga-

tion possibles, n'a offert, jusqu'ici,
dans sa composition, que de l'oxigène,
de l'hydrogène, du carbone, de l'azote;
dans quelques endroits, du soufre, du
phosphore, etc., etc., tous élémens communs au reste de l'univers matériel.

2° Que ces élémens se montrent com-
binés quatre à quatre, cinq à cinq, dans
l'organisation des animaux, et que c'est
aux divers composés et surcomposés
qui en résultent, que cette organisation,
admirablement coordonnée, doit son
existence physique (1).

____

(1) En effet, l'oxigène, l'hydrogène, le carbone, l'a-
zote, etc., par leur combinaison en proportions variées,
mais déterminées, constituent essentiellement l'albu-
mine, la gélatine, la fibrine, la graisse, le principe

3° Que les élémens matériels, quels qu'ils soient, organiques ou inorgani- ques, possèdent chacun une portion donnée de la puissance électrique (1), et que c'est à la présence de cette puis-

---

colorant du sang, de la bile, des alcalis et acides di- vers, etc., tous principes constituaïis des solides et fluides animés, solides et fluides qui, par leur ar- rangement varié, forment à leur tour les organes et, enfin, l'organisation entière.

On rencontre aussi dans cette organisation cer- tains principes terreux, tels que le phosphate de chaux, le carbonate de chaux, etc., qui paraissent concourir essentiellement à son existence physique.

(1) Cette puissance est regardée avec raison comme étant la cause immédiate de la force d'affi- nité même qui meut tout élément matériel. Elle peut être considérée aussi, je crois, comme étant la source de l'attraction générale qui fait mouvoir les uns sur les autres les divers corps planétaires; car, de même qu'elle est l'agent immédiat de l'attraction prochaine des corps, il n'y a pas de raison pour

sance, qu'ils doivent leur tendance à agir et réagir continuellement les uns sur les autres, et à affecter ainsi des combinaisons diverses.

4° Que la puissance électrique se met

---

qu'elle ne soit aussi celui de leur attraction éloignée.

La puissance électrique est donc, comme on le dit, l'ame générale du monde, l'agent dynamique général même dont Dieu se sert pour régir la matière universelle, œuvre sublime de sa création. Les effets si nombreux, si variables, si étonnans de cette puissance, captivent de plus en plus l'attention des physiciens; et, je ne serais pas surpris que l'étude de la nature, en général, ne fût bientôt basée, en grande partie, sur la connaissance des phénomènes électriques.

Quoi qu'il en soit, la puissance électrique est *une* en soi. Elle a une existence *sui generis*, c'est-à-dire, indépendante des élémens matériels qu'elle régit, élémens qui ne servent qu'à la manifestation de ses en évidence et se dégage sous forme de courans toutes les fois qu'une combinaison matérielle quelconque se produit.

5° Que ces combinaisons s'opèrent d'une manière permanente dans la con-

---

actes. Je dis que cette puissance est *une* en soi : en effet, si elle n'était pas *une*, si elle n'était qu'une simple propriété de la matière, elle ne pourrait se déplacer qu'avec cette matière. Or, c'est ce qui n'a pas toujours lieu. Il est évident, au contraire, que l'électricité peut parcourir des espaces immenses en passant d'un élément matériel à l'autre, ce qui, nécessairement, doit lui faire supposer une existence propre.

Dans l'esprit de tout homme vraiment observateur, le dynamisme l'emportera toujours sur le matérialisme, parce qu'en effet, la matière ne fait qu'obéir aux intentions (si je puis m'exprimer ainsi) des puissances dynamiques qui la régissent, et que son rôle est purement passif dans la production des phénomènes qu'elle manifeste.

stitution matérielle des animaux, comme le prouve la transformation des alimens en chyle, du chyle en sang, du sang en produits organiques divers, etc.

6° Que les cordons nerveux sont de véritables instrumens conducteurs du fluide électrique (1).

---

(1) C'est un fait digne de remarque que cette faculté conductrice des cordons nerveux, faculté qu'ils possèdent au suprême degré. Ces organes sont même les seules parties organiques qui, jusqu'à présent, se soient montrées dépositaires de cette faculté conductrice, et qui aient paru aptes à manifester des phénomènes galvaniques. J'ai remarqué, dans le peu d'expériences que j'ai encore pu faire, que la substance blanche qui entre dans la composition des masses centrales du système nerveux, a aussi la faculté de laisser librement circuler la puissance électrique. Ce n'est pas étonnant, vu que la partie mé-

7° Que dans les animaux supérieurs, dans l'homme surtout, ces cordons, conjointement avec les vaisseaux de divers genres, enchaînent toutes les parties de l'organisation, rendent l'existence de ces parties réciproquement nécessaire, et constituent ainsi un tout lié de la machine organique.

8° Que, précisément, ces mêmes cordons nerveux se terminent en fibrilles extrêmement ténues dans la texture des diverses parties organiques, et qu'ils vont servir d'élément générateur à ces

---

dullaire des cordons nerveux, partie contenue dans l'espèce de tuyau cylindrique formé par l'enveloppe cellulaire appelée névrilème, n'est qu'une émanation de cette substance.

parties, là même où les fluides circulatoires opèrent leurs diverses métamorphoses, qui sont de véritables combinaisons chimiques.

9° Que la vie organique tout entière se rattache à cette disposition intègre des vaisseaux et des nerfs, et qu'on peut la détruire, en effet, successivement, dans les diverses parties organiques , en les privant successivement de l'influence nerveuse et surtout de l'influence vasculaire (1).

------

(1) D'après cela, comment concevoir que l'organisation des animaux puisse être régie par un principe unique (principe vital, archée de Vanhelmont, *anima* des Sthaliens, etc.) siégeant dans un organe spécial, et réfléchissant ensuite son pouvoir sur les autres parties organiques? On voit, bien manifeste

10° Que les cordons nerveux ne pourraient solliciter le jeu des organes où ils se distribuent, s'ils n'étaient parcourus d'une extrémité à l'autre de leur étendue, par une puissance dynamique quelconque, qui en devienne l'agent moteur.

11° Qu'enfin, jusqu'ici, cette puis-

---

ment, que cette supposition est inadmissible et impossible à soutenir dans l'état actuel des sciences physiques. La vie, en effet, n'est pas seulement dans un organe. Elle est dans chaque élément matériel d'organe. Il y a autant de principes vitaux particuliers qu'il y a de molécules organiques, et même d'élémens simples constituans de ces molécules. La vie générale résulte du concours de toutes ces vies particulières; et, selon moi, ce ne peut être que la puissance dite électrique, puissance qui, comme on sait, a la faculté de passer d'un élément matériel à l'autre, et de produire ainsi des effets dynamiques divers.

sance a montré la plus grande analogie avec le fluide électrique, et qu'elle paraît subordonnée aux mêmes lois.

Tels sont les principaux faits qui m'ont servi de guide. Je dis que ces faits sont des certitudes physiques : je les crois, en effet, susceptibles de toute démonstration. Je laisse juger, au reste, jusqu'à quel point je me suis approché de la vérité en les prenant pour fonde-ment de ma doctrine, doctrine sans doute encore très imparfaite et fort mal présentée, mais que je considère néan-moins comme étant au moins la plus probable que nous ayons encore sur la production du phénomène dynamique général connu sous le nom de *vie*.

Avant d'aller plus loin, je dois faire

observer que je n'entends parler ici
que du mouvement dynamique inhé-
rent à la matière organique même, et
non de la puissance immatérielle, appelée *ame*, qui, dans les animaux et
dans l'homme surtout, coordonne et
régularise ce mouvement, pour l'accom-
plissement de certains actes dynamiques prévus.

Selon moi, la puissance dite électrique est la cause générale qui meut la
matière organique, comme elle meut la
matière universelle. Mais j'attribue à
l'ame, que je crois siéger exclusivement
dans le cerveau, le pouvoir de faire de
ce mouvement des actes volontaires, ce
que, évidemment, la puissance électrique ne pourrait faire seule, attendu

que les divers actes dynamiques régis
par cette puissance, sont aveugles, ab-
solus et nécessaires, tandis que les phénomènes intellectuels ou moraux sont,
au contraire, éclairés et libres.

La physique peut seule apprécier les
phénomènes dynamiques organiques
produits par la puissance électrique;
mais la physique ne peut nous rien ap-
prendre sur la manière dont l'ame régit et coordonne certains de ces phénomènes, circonstance qui place ces derniers au dessus de toute spéculation
matérielle.

Par vérité et non par préjugé, res-
pectons donc encore la science (psychologie) qui sert de fondement à toute

saine morale ; et , avouant franche-
ment notre complète ignorance sur la
nature de l'ame, et sur les différences
de ce principe dans l'homme et les animaux, convenons qu'il y a quelque
chose de bien métaphysique et de bien
surprenant dans la coordination des
phénomènes moraux, phénomènes dont
la pensée, surtout, est la principale manifestation.

Je n'en dirai pas davantage sur une
chose dont Dieu seul connaît et l'essence
et la destination. En voulant combattre
les opinions qu'on s'est faites à cet égard,
je craindrais de ne pouvoir opposer
qu'un jeu de mots à un jeu de mots.

[illegible]

[illegible]
[illegible]
[illegible]
[illegible]
[illegible]
[illegible]
[illegible]
[illegible]
[illegible]

[illegible]
[illegible]
[illegible]
[illegible]
[illegible]
[illegible]

NOUVELLE THÉORIE

DE LA VIE

DANS

L'HOMME ET LES ANIMAUX.

PREMIÈRE PARTIE.

PHYSIOLOGIE.

DYNAMIQUE DE L'ÊTRE VIVANT EN TANT QUE SAIN.

De l'innervation considérée comme cause provoca-
trice des divers phénomènes dynamiques organiques, et comme se réduisant elle-même à une
action électrique qui trouve sa source dans les
actions chimiques permanentes qui résultent de
l'abord des fluides circulatoires dans les divers
points de l'organisation des animaux.

Depuis que les expériences galvaniques
ont prouvé qu'on pouvait reproduire, au

moyen de courans d'électricité, la plupart des phénomènes dynamiques dont les nerfs sont les agens, on s'est assez généralement accordé à regarder l'action électrique comme la cause la plus probable de tous les effets qui, dans les animaux, résultent de l'influence de ces organes. Cependant, il faut l'avouer, les tentatives par lesquelles, jusqu'ici, on a cherché à éclairer, par le galvanisme, la théorie des fonctions du système nerveux, n'ont encore fourni, à la physiologie, que des données incertaines et tout-à-fait insuffisantes. Cela tient à l'obscurité où l'on est resté sur les conditions au moyen desquelles le fluide électrique se développe dans l'organisation des animaux, pour produire les effets par lesquels l'influence nerveuse se manifeste, obscurité qui s'est nécessairement étendue sur toutes les circonstances des phénomènes qui suivent son développement. On va voir, en effet, que la science de l'organisme peut parvenir à des résultats plus satisfaisans, en s'aidant des lumières que les découvertes toutes récentes de la physique ont répandues sur les conditions qui mettent en jeu l'agent dynamique dont nous parlons.

M. Becquerel a constaté, récemment, dans ses recherches électro - chimiques, que, lorsque deux substances en communication l'une avec l'autre au moyen d'un fil conducteur, exercent simultanément une action chimique sur une troisième, il se développe, constamment, un courant électrique qui se porte de la substance où cette action est la plus forte, vers celle où elle l'est le moins. Or, je le demande, des conditions physiques exactement semblables à celles dont nous venons de parler, ne se trouvent-elles pas réunies pendant la vie dans les animaux pourvus d'un système nerveux ? Le cerveau, la moelle épinière et les ganglions du grand sympathique, masses centrales de ce système, ne communiquent-ils pas, en effet, au moyen de fils conducteurs, les

cordons nerveux, avec toutes les parties
organiques où ces cordons se distribuent?
Ne s'exerce-t-il pas, continuellement, dans
tous les organes, une action chimique simultanée, par l'abord du sang artériel
dans leur tissu, comme le prouve d'une
manière irrévocable sa transformation
constante en sang veineux? Et ne sait-on
pas, d'ailleurs, que le fluide électrique se
met nécessairement en évidence toutes
les fois qu'une action chimique quelconque se produit? Enfin, l'organisation des
animaux, depuis le premier moment de sa
création, jusqu'à celui de sa destruction,
ne possède-t-elle pas, en même temps,
une dose de calorique suffisante pour mettre en jeu la puissance électrique, et favoriser les diverses combinaisons chimiques
dont nous venons de parler? En vertu de
la loi électro-chimique ci-dessus, il doit
donc exister dans chaque cordon nerveux
un courant galvanique continuel allant de
son extrémité centrale vers son extrémité
périphérique, ou de celle-ci vers la pre-

mière, suivant que l'action chimique d'où
ce courant émane, prédomine à l'une ou
à l'autre de ces extrémités (1).

Suivons maintenant les conséquences
de ces vues analogiques, et voyons si les
résultats auxquels elles conduisent peuvent
servir à répandre quelques lumières sur les
fonctions encore si obscures du système
nerveux, et surtout sur la part plus ou
moins grande que ce système paraît pren-

---

(1) L'analogie que j'établis ici, et que je prends
pour fondement spécial de ma doctrine, est, ce me
semble, aussi exacte que possible. En effet, d'une
part, les *masses* centrales du système nerveux, et
les diverses *parties organiques* où les nerfs vont se
rendre, représentent parfaitement les deux substances mises en communication au moyen d'un fil conducteur. D'autre part, le sang artériel est bien la
troisième substance qui agit simultanément sur les
deux autres; car il est prouvé que ce liquide baigne
en même temps les divers points de l'organisation des
animaux. Or, comme l'action de ce liquide est réel-

dre dans les mouvemens par lesquels le cœur et les vaisseaux poussent le sang dans les divers points de l'organisation des animaux, et font entrer ainsi, successivement, en action, les divers rouages de la machine organique.

A cet effet, deux cas principaux viennent naturellement s'offrir à notre examen; savoir, 1° le cas où l'action chimique, exercée par le sang artériel, prédominant

___

lement une action chimique, il n'y a pas de raison pour que le fluide électrique ne se développe ici, comme il s'est développé dans les expériences inorganiques signalées par M. Becquerel. Je persiste donc à penser, malgré les objections qui m'ont été faites, que des courans galvaniques continuels existent le long du trajet des filets nerveux. Je ne tarderai pas, du reste, à faire connaître, dans un ouvrage plus étendu, quelles sont les causes qui, jusqu'à présent, ont empêché que les courans galvaniques nerveux ne devinssent sensibles à nos instrumens de physique ordinaires.

dans les masses centrales du système nerveux, le courant galvanique centrifuge qui
en émane nécessairement, se porte vers les
parties périphériques avec lesquelles ces
masses sont mises en communication au
moyen de filets nerveux ; 2° celui, au contraire, ou l'action chimique prédominant
aux parties périphériques de l'organisation,
le courant galvanique centripète qui en
résulte, se porte vers les masses centrales
du système nerveux.

Voyons maintenant quels sont les phénomènes dynamiques organiques qui peuvent être la conséquence de ces deux états
de choses, et d'abord de celui où l'action
chimique prédomine dans les centres nerveux.

PREMIER CAS.

Effets dynamiques produits par la prédominance d'action chimique du sang artériel sur les masses centrales du système nerveux, et par le transport du courant galvanique qui émane de cette action chimique, sur les parties périphériques de l'organisation.

Il est évident que les effets dynamiques qui résultent de ce genre de conditions physiques organiques, doivent être différens suivant les parties où les cordons nerveux se distribuent, et suivant la manière dont ces cordons s'y terminent.

Ces effets sont nuls, si, comme dans les organes des sens et les deux surfaces cutanée et muqueuse en général, les nerfs s'épanouissent à nu en membranes ou en papilles, attendu que l'action chimique du sang artériel, ne s'exerçant alors, en

quelque sorte, que sur la substance nerveuse même, les deux variétés de fluide
électrique peuvent se réunir sans avoir
aucune partie à traverser. Mais il en est
tout autrement si les nerfs, au lieu de se
terminer à nu, se perdent, au contraire,
dans la substance même des organes,
comme, par exemple, ceux qui se rendent aux muscles, au cœur et aux autres
parties du système circulatoire. En effet,
l'action chimique exercée par le sang artériel ne se réalisant plus alors sur la substance nerveuse immédiatement, le courant
galvanique qui en émane, est obligé de
traverser les fibres musculaires qui entrent dans la composition de ces divers
organes, et d'en déterminer la contraction (1).

---

(1) Les belles recherches de MM. Prevost et Du-
mas de Genève sur la fibre musculaire et sur la manière dont les filets nerveux s'y terminent, viennent
parfaitement à l'appui de ma théorie.

N'est-ce pas là la source des mouvemens constans et réguliers par lesquels le
cœur et ses vaisseaux entretiennent la circulation du sang , et poussent ce liquide
dans les divers points de l'organisation des
animaux ?

Ces mouvemens se succèdent, comme
on sait, sans interruption ; et l'on en sent
facilement la raison , puisque, par leur
moyen, le sang circule continuellement
dans le tissu des organes qui les produisent, ainsi que dans les masses centrales
du système nerveux avec lesquelles ces organes communiquent à la faveur des nerfs ;
et que, par l'action chimique simultanée
qui en résulte, il se développe un courant
galvanique qui les renouvelle sans cesse.

La succession continue des mouvemens
par lesquels le sang circule, est donc liée
à la succession également continue de ces
deux phénomènes : 1° l'impulsion de ce
liquide dans tous les organes ; 2° et le dé-

veloppement d'un courant électrique par l'action chimique qui suit son abord dans leur tissu.

Si tous les muscles ne paraissent point se contracter continuellement, comme le cœur, par les conditions physiques organiques que nous venons d'exposer, c'est qu'étant antagonistes les uns des autres, les effets de leur contraction, produits par une cause identique, se neutralisent réciproquement. Mais ils se manifestent si, par une cause accidentelle quelconque, cet antagonisme est rendu impossible, comme cela arrive, soit par la paralysie d'une partie des muscles antagonistes, soit par la solution de continuité des leviers solides, les os, auxquels ces muscles s'attachent.

Les ganglions du grand sympathique, fournissant presque exclusivement des nerfs au cœur et aux vaisseaux, sont les sources principales de l'influence électrique qui en entretient les contractions.

3.

Soustraits, ainsi que les filets nerveux qui en partent, à toute action directe de la part des agens extérieurs, ces ganglions n'ont pour cause immédiate de l'influence électrique qu'ils exercent sur les organes circulatoires, que l'action du sang artériel sur leur tissu. Cette circonstance rend l'exercice de leurs fonctions presque uniquement dépendant de celui de la circulation, à l'entretien de laquelle leur structure, beaucoup mieux pourvue de vaisseaux sanguins que celle des autres parties du système nerveux, est, en outre, très appropriée. Car, l'action chimique que le sang exerce sur leur tissu, est ainsi plus considérable, ce qui est la disposition la plus favorable pour qu'elle se trouve toujours prédominante à l'extrémité centrale des nerfs qui en émanent, et que le courant galvanique par là, d'ailleurs, plus énergique, se dirige sans cesse vers le cœur et les vaisseaux dont il détermine la contraction.

C'est encore à la grande quantité de sang que reçoivent, soit les ganglions, soit les cordons nerveux du grand sympathique, qu'on doit attribuer le peu de conductibilité dont ils se montrent doués. De même, en effet, que les substances conductrices interposées entre des couples électro - moteurs transmettent d'autant mieux l'électricité développée par le contact, que leur action électro-motrice propre est plus faible, de même le pouvoir conducteur plus ou moins parfait des diverses parties du système nerveux doit dépendre de la propriété électro-motrice plus ou moins forte qu'elles acquièrent par la quantité plus ou moins grande de sang qu'elles reçoivent.

Au reste, on sent que cette faible conductibilité des ganglions et des nerfs du grand sympathique était nécessaire pour garantir les mouvemens de la circulation des irrégularités auxquelles les eussent exposés à tout moment, sans cela, les courans qui traversent les nerfs cérébraux et vertébraux avec lesquels ces ganglions et ces nerfs communiquent.

Mais le système du grand sympathique ne concourt pas seul à entretenir l'action des agens de la circulation. Le système nerveux cérébro-spinal y contribue aussi, comme l'ont démontré les expériences de *M. Legallois*, au moyen de filets de communication qui unissent ce système à celui du grand sympathique.

Ainsi, le système nerveux, outre ses fonctions intermittentes consécutives à l'action des objets de nos sensations sur les deux surfaces sensitives de l'organisation, en a encore une autre qui est continue, dépendante de l'abord du sang artériel dans son tissu, et en rapport avec la circulation qu'il concourt, tout entier, plus ou moins directement à entretenir.

Il n'en est pas de même à toutes les

époques de la vie. En effet, les diverses parties dont il se compose se formant successivement dans le fœtus et se développant ensuite graduellement, les mouvemens circulatoires doivent dépendre de portions d'autant moins grandes de ce système qu'on se rapproche davantage du moment de la conception.

Les ganglions du grand sympathique, et principalement les cardiaques, étant, suivant l'opinion la plus générale et la plus probable, les premiers centres nerveux qui se forment, c'est par eux seuls que l'action du cœur doit d'abord être entretenue. Mais les diverses parties de l'arbre cérébro-spinal se formant ensuite et se développant graduellement, leur influence, de plus en plus considérable sur ce viscère, vient s'ajouter à celle du grand sympathique. La source des contractions du cœur, nécessairement en rapport avec la puissance qui les détermine, va donc sans cesse croissant à partir du moment de la conception.

N'est-ce pas à l'énergie toujours croissante qui en résulte dans l'impulsion du sang, qu'on doit attribuer l'extension continuelle qui s'opère dans le champ de la circulation, à partir de la même époque, par l'augmentation de la longueur et du diamètre de ses canaux ; et ne trouverait-on pas là, par conséquent, la cause de l'accroissement progressif des organes dont la grandeur est, comme on sait, toujours relative aux dimensions des vaisseaux qui leur apportent du sang ?

Tels sont les effets dynamiques les plus appréciables qui résultent de la prédominance d'action chimique du sang artériel sur les masses centrales du système nerveux, et surtout, sur les ganglions du grand sympathique. Ces effets sont donc la contraction des muscles en général et

notamment celle du cœur et des autres parties du système circulatoire, par le transport, sur ces organes, du courant galvanique centrifuge qui émane nécessairement
de cette action chimique prédominante.

Voyons maintenant le cas opposé, c'est-
à-dire, les effets dynamiques qui se rattachent à l'action d'un courant galvanique
centripète qui trouve sa source dans l'action chimique prédominante que le sang
artériel peut exercer sur les parties périphériques de l'organisation, parties qui,
comme nous l'avons déjà dit, sont mises
en communication avec les masses centrales du système nerveux par le moyen des
nerfs. C'est le deuxième cas que nous
avons établi précédemment.

DEUXIÈME CAS·

Effets dynamiques qui résultent du transport sur
les masses centrales du système nerveux du courant galvanique centripète qui émane de l'action
chimique prédominante que le sang artériel
exerce sur les parties périphériques de l'organisation.

Un nouvel ordre de phénomènes s'offre
à considérer lorsque le courant galvanique
ou nerveux, au lieu de se porter vers
l'extrémité périphérique des nerfs se dirige, au contraire, vers leur extrémité
centrale. Ce cas se présente spécialement
dans ceux des nerfs cérébraux ou vertébraux qui, aboutissant aux deux surfaces
sensitives interne (membranes muqueuses) et externe (système cutané) de l'organisation, se trouvent soumis, par leurs
extrémités, à l'action de divers agens qui
contribuent presque toujours à y faire

prédominer l'action chimique, les uns, directement, par l'action qu'ils exercent sur les tissus animés, les autres en exagérant seulement celles qui s'y passent habituellement, par l'afflux plus considérable de sang que l'excitation causée par leur contact y détermine.

Mais pour se faire une juste idée des effets dynamiques produits par un courant galvanique qui se porte vers l'extrémité centrale des nerfs cérébraux ou vertébraux, il faut avoir présentes à l'esprit la structure et la disposition respectives des deux substances qui entrent dans l'organisation des masses nerveuses dans lesquelles ces nerfs prennent leur point de départ. Ces deux substances sont, comme on sait, la substance blanche et la substance grise.

La substance blanche plus compacte que la substance grise, et généralement disposée en fibres, n'admet dans sa structure qu'une très petite quantité de vaisseaux sanguins. La substance grise, plus molle et plus pulpeuse, en reçoit, au contraire, une telle quantité qu'on l'en a crue presque entièrement formée. On sait, du reste, que c'est dans le tissu de cette substance que s'implantent les racines de tous les nerfs.

Dans la moelle vertébrale, la substance grise se trouve placée à l'intérieur de cette moelle. Elle y forme une couche longitudinale qui est recouverte de toutes parts par la substance blanche, dont les faisceaux, après avoir traversé dans la cavité du crâne un certain nombre d'autres amas plus ou moins considérables de substance grise, vont s'épanouir dans le cervelet et les hémisphères du cerveau, où ils se recouvrent d'une couche assez épaisse de la même substance.

La substance grise se trouve donc partagée dans l'arbre cérébro-spinal en plusieurs portions isolées. Mais comme toutes ces portions sont en communication les unes avec les autres au moyen de la substance blanche, substance parfaitement conductrice du fluide électrique, elles offrent toutes les conditions qu'il faut pour que des courans de ce fluide aillent sans cesse des portions où l'action chimique exercée par le sang artériel est la plus forte, vers celles où elle l'est le moins. Je dois faire observer que, parmi ces diverses portions de substance grise, les unes fournissent des cordons nerveux, et les autres n'en fournissent point.

Cela posé, on concevra sans difficulté ce qui doit arriver lorsqu'un courant galvanique se porte à travers un cordon nerveux cérébral ou vertébral, vers la portion de substance grise dans laquelle il s'implante. On sent, en effet, que l'abord plus considérable de sang qui résulte du passage de ce courant dans le tissu de cette substance, éminemment volontaire, doit y susciter une action chimique plus forte que dans l'état habituel, et celle-ci, si elle est assez intense, donner lieu à la production d'un nouveau courant galvanique qui se dirige vers les portions de cette même substance, avec laquelle la première portion communique au moyen de la substance blanche. Par la répétition successive du même phénomène, l'action se propage jusqu'aux masses centrales du système nerveux qui ne fournissent point de nerfs (ce sont les hémisphères cérébraux et le cervelet), mais dont la coopération est nécessaire, soit à la perception des impressions, soit à la coordination des mouvemens qui, comme on sait, viennent toujours à la suite. Car, ces organes communiquent par la substance blanche, avec toutes les portions de la grise dans lesquelles les extrémités centrales des nerfs aboutissent, font succéder au courant centripète primitif des courans centrifuges qui, suivant que l'ame les dirige vers tels ou tels muscles, deviennent la source des mouvemens électifs divers par lesquels l'être vivant met

les objets de ses sensations dans les rapports appropriés à son bien-être ou à ses
besoins.

Il y a donc dans toute impression ren-
due susceptible, un phénomène commun :
c'est le développement d'un courant galvanique qui se porte vers le cerveau. Ce
courant a pour objet d'associer l'action
de cet organe à celle des parties organiques périphériques immédiatement influencées par les corps extérieurs, pour
lui faire prendre part aux modifications
que ces corps leur font éprouver, et l'o-
bliger, ainsi, à faire exécuter les mouvemens que nécessite le genre d'impression
dont ces mêmes corps affectent les organes
des sens.

Puisque les effets de l'action des corps
extérieurs sur les surfaces sensitives de
l'organisation des animaux, ne peuvent
être perçus sans le concours du centre
sensitif, et que le courant galvanique dont

ces surfaces sont le point du départ, est le moyen par lequel ce concours s'établit, on doit juger que toutes les causes capables d'augmenter l'intensité des phénomènes chimiques dans les masses nerveuses centrales, ou de diminuer cette intensité dans les parties périphériques où aboutissent les nerfs qui émanent de ces masses, doivent tendre à amener la suspension périodique qu'on observe dans l'exercice des fonctions dites extérieures ou de relation, ou le sommeil, qui n'est, en effet, que cet état de l'organisme dans lequel l'action chimique exercée par le sang artériel se trouvant prédominante aux extrémités centrales des nerfs, tous les courans galvaniques qui en émanent se dirigent vers leurs extrémités périphériques.

Aussi, observe-t-on, pendant que le sommeil a lieu, une fluxion manifeste de sang vers le cerveau, tandis que ce liquide abandonne au contraire les surfaces où s'épanouissent les extrémités nerveuses sensitives. C'est en favorisant cette fluxion, que les narcotiques et toutes les substances qui, comme ces derniers, appellent le sang vers le cerveau, apaisent les douleurs et provoquent le sommeil. Un froid intense et prolongé y porte de même irrésistiblement en faisant refluer ce liquide de la périphérie de l'organisation, vers les organes centraux qui la composent.

Si les sensations s'affaiblissent par leur durée, si leur exercice même prédispose au sommeil, c'est que les courans galvaniques qui, lorsque nous éprouvons ces sensations, se dirigent vers l'extrémité centrale des nerfs, y rendent l'abord du sang plus considérable, et tendent à y faire prédominer l'action chimique.

Voyons maintenant quelles sont les causes qui concourent à faire naître et à entretenir dans l'organisme un état opposé au précédent, c'est-à-dire, l'état de veille.

Cet état n'existe point, comme on sait, chez le fœtus. Le système nerveux n'exerce, chez ce dernier, que ses fonctions continues dépendantes de l'abord du sang artériel dans tous les organes. L'état de veille est déterminé par les besoins du nouvel être, et ces besoins naissent 1°, des *résultats* emmenés dans certains organes par son développement progressif; 2°, et des *produits* de certains autres dont la destination ultérieure lui rend des relations avec le monde extérieur indispensables.

Ces *résultats* sont l'abord, dans le poumon, d'une quantité de plus en plus grande de sang veineux, sang qui, par l'irritation qui résulte de l'obstacle qu'il éprouve à traverser cet organe, encore peu développé, oblige ce dernier à solliciter l'intervention du cerveau pour l'exécution des mouvemens nécessaires à l'intromission, dans les cavités bronchiques, d'un gaz susceptible, en les dilatant, de favoriser le cours du sang, et propre, en même temps, à donner à ce liquide les propriétés qu'exigent ses usages et sa destination.

Ces *produits* sont les liqueurs fournies par les organes sécréteurs, liqueurs qui sont toutes déposées sur les diverses portions du système muqueux.

Parmi ces liqueurs, les unes, telles que l'urine, par exemple, devant être rejetées à l'extérieur, obligent ce système, qui se trouve irrité de leur présence, à faire exécuter, par l'intermédiaire du centre sensitif, les mouvemens nécessaires à leur expulsion.

Les autres, telles que les fluides biliaire, pancréatique, qui ne doivent point être expulsés et ne peuvent l'être (du moins par des mouvemens volontaires), mais dont l'action doit s'exercer sur les substances alibiles destinées à réparer les matériaux de la circulation, sont des causes continues d'irritation pour les portions de système muqueux, sur lesquelles ces liqueurs sont déposées, jusqu'à ce que les sensations pénibles dont elles sont la source permanente, forcent le cerveau à produire les actes nécessaires à l'introduction dans les cavités digestives de substances susceptibles, en se combinant avec elles, de neutraliser leurs propriétés chimiques.

Telles sont les causes qui, nécessitant de la part de tout être animé des rapports avec le monde extérieur, déterminent son premier état de veille, et contribuent, le plus puissamment, à l'entretenir le restant de sa vie. Mais, sorti du sein de sa mère, cet être trouve dans l'action des agens extérieurs sur ses organes des sens de nouvelles causes excitatrices qui s'ajoutent aux précédentes pour produire le même résultat. Enfin, à l'époque de la puberté, le séjour du fluide séminal sur la membrane muqueuse génitale, en faisant naître un nouveau besoin qui, pour être satisfait, exige des relations avec les objets extérieurs, contribue aussi à emmener et à entretenir l'état de veille.

Des deux ordres de sensations qui affectent les êtres animés, les internes sont donc produites par l'action de substances propres à l'économie sur les surfaces sensitives des organes internes, organes dont les fonctions exigent des relations avec le monde extérieur, pour déposer ces mêmes substances ou pour en puiser de nouvelles. Or, c'est parce qu'il doit y avoir un choix, soit dans certaines substances à introduire, soit dans le lieu à en déposer d'autres, que des appareils organiques sensitifs (propres à mettre l'animal en rapport avec les objets de ce choix) ont été annexés aux appareils musculaires destinés à l'expulsion ou à l'intromission.

De l'ensemble des considérations qui précèdent, on peut déduire, je crois, les propositions suivantes :

1° Les contractions du cœur et des vaisseaux dont résulte le cours du sang dans les divers points de l'organisation des animaux, reconnaît pour cause l'action d'un agent qui se développe d'une manière constante dans la masse matérielle organique de ces êtres.

2° Le développement de cet agent étant le résultat de l'action chimique que le sang exerce sur tous les tissus organiques, la continuité de la circulation se rattache directement à celle de cette même action chimique.

3° La respiration en restituant au sang les propriétés qui le rendent susceptible de se combiner chimiquement avec les divers tissus d'organes, propriétés qu'il a perdues en les traversant, est une condition essentielle à la non interruption de la circulation.

4° Il en est de même, mais d'une manière plus éloignée, des sécrétions, dont les unes, antagonistes nécessaires de la respiration, ont pour but d'enlever au sang les élémens que cette fonction y fait sans cesse prédominer, et dont les autres servent par leurs produits à faire introduire et élaborer les matériaux qui doivent réparer les pertes continuelles que ce liquide éprouve.

5° Les poumons et les organes sécréteurs sont donc les agens médiats par lesquels le système circulatoire fait entrer successivement en action tous les organes susceptibles d'entretenir des rapports avec le monde extérieur, afin de maintenir les conditions physiques organiques qui rendent possible l'entretien continuel de la circulation.

6° Ainsi, la vie individuelle de l'homme et des animaux se constitue d'un ordre de phénomènes qui se succèdent d'abord de l'intérieur à l'extérieur, pour revenir ensuite à l'intérieur. La circulation est le phénomène générateur de tous les autres, et celui auquel tous se rapportent. C'est tout naturel, puisque par leur production consécutive, ils reproduisent sans cesse les conditions au moyen desquelles la circulation s'effectue.

7° Enfin, c'est à cet ordre de succession, en quelque sorte circulaire des phénomènes de la vie, qu'est due leur reproduction constante.

Si nous résumons maintenant les divers principes que je viens de développer, il est facile de voir que tous, sans exception, se rattachent à cette grande vérité, 1° que la matière organique animale est essentiellement composée d'oxygène, d'hydrogène, de carbone, d'azote, dans quelques endroits, de soufre, de phosphore, etc., etc., principes élémentaires communs au reste de l'univers matériel; 2° que ces élémens possédant, chacun, une portion donnée des puissances dynamiques générales qui régissent l'univers, agissent et réagissent continuellement les uns sur les autres, et déterminent par cette action et réaction la production du mouvement vital qui agite, pendant un certain temps, la matière organique convenablement disposée.

La vie, en effet, ne se manifeste à notre esprit que par le mode de motion propre à la matière organique. C'est l'ensemble des phénomènes dynamiques, dont cette motion, ce mouvement est l'expression générale. Je l'ai déjà définie : *L'ensemble et la succession plus ou moins prolongée des effets qui, dans les animaux, résultent de l'action chimique que les élémens qui les composent exercent continuellement les uns sur les autres*, définition sans doute fautive, comme la plupart de celles qu'on fait en histoire naturelle, mais qui, cependant, exprime d'une manière générale le mode particulier d'agir et d'exister de l'organisation des animaux.

Je regarde la puissance électrique comme
la source principale de la vie. Cette puissance régit, comme on sait, les divers élémens matériels connus, et les porte à se
mouvoir continuellement les uns sur les
autres. Or, comme l'organisation des animaux résulte de l'association d'un certain
nombre de ces élémens, il n'y a pas de raison pour qu'elle ne puisse être mue et régie par la puissance électrique. Nous avons
vu, au reste, que la matière organique
possède toutes les conditions physiques
nécessaires au développement de cette
puissance dynamique générale. J'ai fait observer, néanmoins, que cette puissance
ne donnait point seule la raison suffisante
de la production et de la coordination des
phénomènes intellectuels ou moraux : de
là, en effet, la nécessité d'admettre l'existence d'une ame intelligente qui soit l'agent
régulateur des phénomènes électriques organiques, et qui convertisse certains de
ces phénomènes, essentiellement aveugles
et nécessaires, en actes éclairés et libres.

Ainsi donc : groupe particulier résultant de l'association voulue d'un certain nombre d'élémens matériels, convenablement disposés ; action et réaction continuelle de ces élémens les uns sur les autres en vertu de la puissance électrique qui les régit, puissance dont la chaleur propre à la matière organique, favorise surtout le développement ; effets dynamiques résultant de cette action et réaction élémentaire : enfin, coordination, par l'ame, de ces effets, suivant tel ou tel but prévu : voilà, je crois, tout ce qui constitue un être animé parvenu à son entier développement.

Mais précisons un peu mieux la manifestation du phénomène dynamique organique général, connu sous le nom de vie, et voyons ce qui caractérise ce phénomène aux divers degrés de développement de la matière organique.

Je distingue, à cet égard, avec les physiologistes, une vie intra-utérine et une vie extra-utérine.

VIE INTRA-UTÉRINE.

Dynamique propre au nouvel être depuis le premier moment de sa création jusqu'à celui de sa naissance.

La durée de la vie intra-utérine varie dans les diverses espèces animales. C'est le temps que le nouvel être passe dans le sein de sa mère, à l'effet de se développer et de s'accroître. Pendant ce temps, ce nouvel être doit être considéré comme un organe de plus ajouté à l'organisation de la mère qui le récèle. En effet, il ne se développe et ne s'entretient alors qu'aux dépens des matériaux nutritifs fournis par cette dernière. C'est du moins ce qui arrive dans la grande classe d'animaux connus sous le nom de vivipares.

Dans les animaux ovipares, les choses sont un peu différentes. L'œuf, qui est la masse matérielle dans laquelle les diverses parties du nouvel être doivent successivement se former, contient tous les rudimens organiques nécessaires à la confection de ces diverses parties, et il ne faut ici, désormais, qu'une chaleur continue propre à favoriser l'action chimique des élémens matériels de l'œuf, pour mettre en jeu les divers phénomènes dynamiques qui vont tour-à-tour se manifester.

Quoi qu'il en soit, le nouvel être est un produit sécrétoire mixte destiné à se développer et à s'accroître. Il résulte, en effet, de l'action de la matière organique génératrice mâle sur la matière organique génératrice femelle, et du mélange de ces deux matières, matières qui sont l'une et l'autre le produit d'une fonction sécrétoire.

Pendant les premiers jours de sa création, le nouvel être désigné alors sous le nom d'ovule, n'est qu'une petite masse matérielle informe, agitée seulement par le mouvement léger et obscur qui résulte de l'action et réaction chimique que les élémens matériels des deux substances génératrices exercent réciproquement les uns sur les autres. Tels sont alors, en effet, les seuls phénomènes de vie manifestés par la matière organique nouvellement procréée.

La matière génératrice mixte, d'où cette nouvelle matière organique émane, vivait donc déjà, selon moi, dans les organes mâles et femelles qui l'ont fournie. Elle possédait alors, en effet, la chaleur et la puissance électrique propres à faire mouvoir les uns sur les autres les élémens matériels qui la constituent.

Voilà le nouvel être procréé, engendré. Il émane de deux êtres vivans qu'il est destiné à remplacer dans la suite. Il ressemblera plus ou moins à l'un ou à l'autre de ces êtres, sans doute, suivant la prédominance d'action chimique qui se sera établie entre les deux genres de matières génératrices qui constituent sa propre substance.

Quoi qu'il en soit, l'utérus de la mère est le réceptacle naturel de cet être, et l'organe que l'éternel a choisi pour veiller à sa conservation et à son développement. Il trouvera, désormais, dans cet organe, de quoi augmenter le volume de sa substance, et surtout la chaleur nécessaire pour mettre en jeu la puissance électrique qui doit solliciter les diverses combinaisons matérielles organiques qui vont incessamment s'établir.

Les matériaux sont prêts. Ils sont en présence les uns des autres. En vertu d'une idée première qu'aucun cerveau humain ne pourra jamais atteindre, ils vont continuer à agir et réagir les uns sur les autres. Les divers élémens organiques vont affecter des combinaisons variées : et telle est la source de la création successive des diverses parties organiques, parties dont l'ensemble doit constituer l'organisation entière.

Le cœur et les vaisseaux sont les premières parties qui se manifestent. Viennent ensuite les diverses portions du système nerveux. Ces deux premières créations de la matière organique vont servir désormais à la création successive des autres parties. Et, c'est ainsi que les vaisseaux et les nerfs deviennent les premiers rouages, les rouages essentiels, indispensables, de la machine organique, et les moyens matériels qui font un tout lié et coordonné des diverses parties qui composent cette admirable machine.

La formation des vaisseaux et des nerfs est donc un des premiers phénomènes dynamiques manifestés par la matière orga-

nique. Les autres phénomènes de vie qui
se manifestent successivement dans le
fœtus tiennent à l'action progressivement
augmentée de ces deux ordres d'organes,
et se rattachent entièrement à la théorie
de l'innervation que j'ai déjà donnée dans
le commencement de cet ouvrage, théorie
qu'il est par conséquent inutile de reproduire ici.

Je ferai observer, seulement, que la vie
préexiste nécessairement à la formation
des vaisseaux et des nerfs, attendu que si
elle ne préexistait point à cette formation,
la matière organique génératrice mixte
n'aurait pas plus de tendance à créer ces
organes que toute autre chose. Tout ce
qu'on peut dire de plus reculé sur cet important sujet, c'est que la vie émane de
la vie, et la matière organique de la matière organique. C'est que le mâle et la
femelle laissent détacher de leur substance
un échantillon de matière organique déjà
vivante, c'est-à-dire déjà composée d'élé-

mens matériels en *proportions* et *rapports* voulus, et déjà agitée par la chaleur, et surtout par le fluide électrique dont cette chaleur ne fait, peut-être, que favoriser l'action.

Telle est la vie propre au nouvel être depuis le premier moment de sa création jusqu'à celui de sa naissance. Cette vie résulte donc de l'action chimique permanente qui s'est établie entre les divers élémens de la matière organique fœtale, matière dont la mère, surtout, a presque entièrement fourni les matériaux.

Les divers appareils organiques sont formés. L'organisation entière est construite d'après un plan admirable qu'elle conservera désormais. Les diverses parties de cette organisation, toutes influencées et enchaînées par la distribution variée des vaisseaux et des nerfs (vaisseaux et nerfs qui en sont même les principaux élémens générateurs), jouent déjà réciproquement les unes sur les autres. Le nouvel être est, alors, comme on le dit, développé et accru. Il y a, en lui, une disposition de parties telle, qu'il pourra désormais avoir une existence indépendante, et cesser, dès ce moment, de faire partie de l'organe utérin qui a veillé à son développement et à sa conservation. Il est apte à voir le jour. Il naît, enfin ; et là se termine la durée de la vie intra-uterine, durée qui est donc entièrement consacrée à la création successive des diverses parties organiques.

VIE EXTRA-UTÉRINE.

C'est le temps qui s'écoule depuis le moment de la naissance du nouvel être jusqu'à celui de sa destruction. J'ai déjà fait connaître l'ensemble des phénomènes dynamiques qui agitent la matière organique pendant cette période plus ou moins longue de l'existence de l'homme et des animaux.

La vie intra-utérine se rattachait entièrement à l'existence du cordon ombilical, cordon qui était le moyen intermédiaire par lequel le sang artériel de la mère parvenait dans l'organe fœtal, et faisait ainsi entrer successivement en action, à la faveur des vaisseaux et des nerfs, les diverses parties de cet organe complexe. Au moment de la naissance, cet ordre de choses change entièrement. Le sang de la mère cesse plus ou moins promptement de se porter vers le fœtus, et l'existence de ce dernier serait soudainement compromise si la respiration qui est alors la fonction la plus urgente, n'entrait subitement en exercice. Auparavant, c'était la respiration de la mère qui élaborait et sa matière nutritive propre et la matière nutritive de l'organe fœtal qui lui appartenait encore. Maintenant, cet organe fœtal ne faisant plus partie constituante de l'organisation de sa mère, ne possède plus que la légère quantité de matière nutritive qu'elle vient de lui laisser ; et, certainement, il va périr infailliblement si, instantanément, une fonction respiratoire semblable à celle de la mère ne vient s'établir chez lui, et continuer à réparer le peu de matière nutritive qui lui reste.

Le mouvement dynamique général, qui, pendant la durée de la vie intra-utérine, agitait continuellement la matière organique du nouvel être, trouve donc dans la respiration qui vient d'entrer en exercice, le moyen de continuer à se manifester et de faire succéder ainsi la vie extra-utérine à la vie intra-utérine. C'est ainsi que la vie succède à la vie.

Mais la respiration ne suffit point au maintien de cette succession vitale. La digestion, c'est-à-dire la fabrication de la matière nutritive que la respiration est

destinée à élaborer, doit aussi nécessairement s'établir, ainsi que les divers actes
volontaires qui, en même temps qu'ils
veillent à cette fabrication, veillent aussi
à la conservation générale de l'être nou-
veau-né.

En poursuivant ainsi la série successive
des divers phénomènes dynamiques qui
se manifestent avant et après la naissance,
on voit facilement que tous, sans exception, se rattachent au jeu propre à la matière organique, et que c'est au mouvement dynamique général qui en résulte,
et à la coordination de ce mouvement par
l'ame, que la vie tout entière doit sa manifestation.

Telle est l'idée que je me fais de la vie.
Dans les animaux supérieurs parfaitement
développés, ce mode d'existence se rattache donc entièrement à certaines conditions physiques dont les principales sont,

1° l'existence intègre d'un ensemble de canaux répandus partout, communiquant les uns avec les autres, et ayant à leur centre un organe d'impulsion, le cœur susceptible, en se contractant, de faire arriver, dans les divers points de l'organisation, le liquide organique nécessaire à la réparation des diverses parties qui la composent; 2° l'existence d'un ensemble de fils conducteurs, appelés nerfs, répandus aussi probablement partout, et ayant également à leur centre des organes particuliers (le cerveau, la moelle de l'épine et les ganglions) susceptibles de donner des directions variées aux courans galvaniques qui parcourent ces filets conducteurs, courans qui, comme nous l'avons déjà dit, trouvent leur source là même où le liquide précédent opère ses diverses métamorphoses, qui sont de véritables combinaisons chimiques; 3° l'existence d'un organe creux, susceptible de se laisser pénétrer par l'air extérieur, et de telle sorte que cet air, presque en contact immédiat avec le sang veineux, sang qui afflue aussi en grande quantité dans cet organe, puisse redonner à ce sang, en se combinant chimiquement avec lui, les qualités qui le constituent liquide organique vraiment réparateur, qualités qu'il a perdues en traversant les divers points de l'organisation des animaux; 4° l'existence d'un appareil digestif, où la matière nutritive puisse trouver sa confection; 5° enfin, l'existence d'appareils sensitifs externes et internes, et d'appareils musculaires volontaires, capables de veiller à cette confection.

Mais la vie se lie essentiellement à la circulation et à l'innervation, qui sont les deux modes d'action des deux premières conditions physiques dont nous venons de parler; tandis que la respiration, la digestion, les sensations, etc., etc., fonctions assignées aux autres conditions physiques, sont destinées seulement à maintenir dans l'organisation les moyens propres à rendre possible la continuité de la circulation et de l'innervation.

FIN DE LA PREMIÈRE PARTIE.

NOUVELLE THÉORIE

DE LA VIE

DANS

L'HOMME ET LES ANIMAUX.

~~~~~~~~~~~~~~~~~~~~~~~~~~~~~~~~~~~

DEUXIÈME PARTIE.

PATHOLOGIE.

DYNAMIQUE DE L'ÊTRE VIVANT EN TANT QUE MALADE.

Nous venons de voir ce qui constitue l'organisation de l'homme et des animaux, et les nombreux effets qui, dans cette organisation, résultent de l'action et réaction chimique que les élémens matériels organiques qui la composent exercent continuellement les uns sur les autres.

Lorsque ces effets s'effectuent d'après le
~~~~~~~~~~~~~~~~~~~~~~~~~~~~~~~~~~~

rhythme normal des lois naturelles, c'est-à-dire que par leur production, ils tendent à la conservation de l'être vivant où ils se réalisent, il en résulte constamment un ordre particulier de phénomènes réguliers, nécessaires, habituels, qu'on désigne collectivement sous le nom *d'état sain* de cet être.

Ce mot *sain* n'est en effet que l'expression de la liberté avec laquelle les élémens matériels organiques agissent, ou plutôt c'est l'expression du but que la nature se propose en leur donnant la faculté d'agir.

On sent facilement que la production et le maintien de cet état sont essentiellement subordonnés à un ordre donné de proportions et de rapports des élémens matériels organiques, de telle sorte que ces élémens, en proportions et rapports voulus, venant à se combiner, puissent réaliser les nombreux effets dont l'ensemble constitue l'être sain.

Supposons maintenant qu'un ordre inverse au précédent vienne accidentellement à s'établir; que, par l'effet d'une
cause quelconque, les proportions et les
rapports des élémens matériels organiques
soient changés : comme malgré ces changemens contre nature, ces élémens continuent à posséder la puissance dynamique
qui les régit, ils continueront également
à entrer en combinaison; mais les effets
qui en résulteront, loin d'être comme dans
l'état sain, seront, au contraire, insolites,
irréguliers, et tendront, suivant leur degré
d'intensité, à la destruction plus ou moins
prompte de l'être vivant où ils se réaliseront. Voilà *l'état malade* de l'être vivant.
Voilà, je crois, la clef de toute la pathologie.

Toutes les maladies, selon moi, reconnaissent donc la même source; et cette
source se trouve absolument dans les actions chimiques contre nature, qui peu

vent accidentellement s'opérer dans la constitution matérielle des animaux.

Scrutez bien, en effet, la manière d'agir d'une cause morbifique quelconque ; et toujours vous reconnaîtrez facilement, 1° un changement de proportions et rapports moléculaires organiques, amené par cette cause dans la partie même où elle exerce son action ; 2° des actions chimiques insolites résultant nécessairement de ce changement de proportions et rapports moléculaires; 3° enfin, un trouble local ou général plus ou moins intense, par les courans galvaniques divers qui sont la conséquence inévitable de ces actions chimiques.

Un exemple rendra cette assertion plus sensible; exemple qui, du reste, servira de modèle pour tous les cas pathologiques possibles. Une aiguille à coudre est enfoncée profondément dans la paume de la main : aussitôt, les molécules organiques

en circulation de la partie piquée par l'aiguille éprouvent une agitation plus ou
moins prononcée, et, attirées dans cette
partie par l'influence électrique que ce
corps étranger exerce sur elles, s'agglo-
mèrent, se groupent autour de ce corps
et produisent ainsi la tuméfaction de la
partie affectée. De la chaleur, de la douleur, etc., se déclarent en même temps;
et, bientôt, un nouveau produit organique, appelé *pus* trouve sa création au milieu de cet appareil morbide. Eh bien! n'y
a-t-il pas ici changement de proportions et
rapports moléculaires organiques? Le pus,
véritable combinaison chimique organique nouvelle, aurait-il pu se former si les
molécules organiques avaient conservé
leurs proportions et rapports naturels? La
douleur et le trouble local ou général de
l'organisme, phénomènes qui se manifestent alors, peuvent-ils être rapportés à
autre chose, sinon qu'au développement
anormal du fluide électrique, et à l'irradiation de ce fluide dans les parties centrales

du système nerveux et du système circulatoire?

On peut déduire de là, je crois, les propositions suivantes :

I.

L'intensité du trouble morbide est proportionnelle à l'intensité de l'action chimique organique insolite d'où ce trouble émane.

II.

Les solides et les fluides organiques peuvent être tour à tour le siége primitif du trouble morbide, attendu que tour à tour ils peuvent être modifiés dans les proportions et les rapports des principes médiats et des principes immédiats qui les constituent.

III.

Cette modification morbide des solides et des fluides organiques peut avoir. lieu primitivement dans un point quelconque de l'organisation de l'homme et des animaux ; mais c'est surtout aux deux surfaces sensitives, interne et externe, qui terminent de toutes parts cette organisation, et qui, par conséquent, sont sans cesse soumises à l'influence des corps extérieurs, qu'en est, le plus ordinairement, le premier point de départ.

IV.

Il n'y a point de maladies purement vitales, attendu que la vie se rattachant directement au jeu de la matière organique, elle ne saurait être altérée sans une modification préalable de cette matière.

V.

L'hérédité, le génie périodique, l'action soudainement délétère de certains poisons, etc., qu'on invoque ordinairement pour prouver l'existence de ces maladies, ne sont rien moins que des preuves fort illusoires, attendu que les maladies héréditaires, les maladies par empoisonnement quelconque, les maladies périodiques, etc., de même que toutes les autres maladies, ne se manifestent à nos sens que par les changemens matériels organiques qu'elles déterminent dans l'organisation.

VI.

Pour la production de ces maladies héréditaires et innées, la matière génératrice mixte se trouve déjà modifiée dans les proportions et les rapports des élémens matériels qui la constituent au moment même de la procréation du nouvel être; et, c'est tout simple, vu que cette matière émane d'une source viciée comme elle.

VII.

Il n'y a pas non plus de maladies purement morales, purement intellectuelles; car l'ame, puissance dynamique incorruptible, ne saurait être affectée péniblement, sans une modification morbide préalable de l'organisation

6.

matérielle vivante dont elle ne fait que coordonner et régulariser les mouve-mens.

VIII.

Aussi l'ame ne mérite aucune consi-dération dans la thérapeutique des maladies; car, raccommodez la structure du sanctuaire que l'ame habite, et cette ame ne sera plus péniblement affectée; autrement dit, faites cesser les actions moléculaires organiques contre nature qui donnent lieu au développement des courans galvaniques irréguliers qui affectent l'ame désagréablement, et votre thérapeutique sera parfaite.

IX.

Il faut reconnaître, cependant,

un mouvement naturel généralement conservateur dans l'organisation de l'homme et des animaux; mais comme ce mouvement n'est que l'expression de l'action et réaction chimique que les élémens matériels organiques, convenablement disposés, exercent continuellement les uns sur les autres, ce n'est qu'en agissant sur ces élémens et non en agissant sur l'ame immédiatement, qu'on peut favoriser la production de ce mouvement.

X.

Une maladie est locale, lorsque l'action chimique organique insolite qui la produit est peu intense, peu étendue, et que les masses centrales du système nerveux et les principaux organes de la circulation, sont peu influencés par les courans galvaniques qui émanent de cette action chimique.

XI.

Elle devient plus ou moins promptement générale lorsque ces courans, se portant spécialement sur le cœur, et étant assez intenses pour activer les contractions de cet organe, déterminent l'arrivée trop précipitée du sang artériel dans les divers points de l'organisation, et amènent ainsi une infinité de changemens dans les proportions et les rapports des molécules organiques, et, par conséquent, une infinité d'actions chimiques nouvelles et de développemens secondaires de courans galvaniques irréguliers.

XII.

Cette participation du système entier à la maladie est d'autant plus prompte, que le sang artériel, circulant partout avec plus d'activité, est déjà modifié dans sa nature par la présence insolite de certaines matières étrangères à l'organisation, matières qui s'y sont introduites accidentellement par la voie de l'absorption, ou qui y existent habituellement par voie d'hérédité.

XIII.

J'appelle maladie externe celle qui se manifeste dans un point quelconque de la grande surface sensitive, cutanée et muqueuse de l'organisation de l'homme et des animaux en général, surface qui, comme on sait, sert d'enveloppe commune à tous les organes, et est sans cesse modifiée par le contact des agens extérieurs.

XIV.

Une maladie est, au contraire, interne, lorsqu'elle se réalise dans un organe quelconque renfermé dans l'enveloppe cutanée et muqueuse dont je viens de parler.

XV.

Les maladies externes ne se déclarent pas toujours à l'occasion d'une irritation directe de la peau ou des membranes muqueuses. Leur apparition est fréquemment l'indice d'un trouble or-

ganique interne, plus ou moins intense,
trouble que ces maladies servent à faire
reconnaître, qu'elles compliquent quelquefois, mais que souvent, aussi, elles
terminent heureusement.

XVI.

Il est très important d'en faire une
étude sérieuse dans la pratique de la
médecine, attendu qu'il est des cas où
il est utile de favoriser et même de provoquer cette apparition, tandis qu'il
en est d'autres où il faut promptement
s'y opposer.

XVII.

Les maladies éruptives, en général,
doivent être considérées comme des affections externes utiles, attendu que,

fréquemment, elles sont la solution du trouble organique intérieur, qui est la principale cause de leur manifestation : il en est de même de beaucoup d'hémorrhagies qui ont lieu par exhalation à la surface du système muqueux.

XVIII.

Il est néanmoins beaucoup de maladies qui sont purement externes; mais alors la cause et l'effet le sont également.

XIX.

La vigueur de la constitution se rattachant directement à la circulation dans tous les tissus d'un sang artériel bien pur, bien oxigéné, et, surtout, pourvu d'une matière nutritive bien élaborée, on conçoit que les maladies dites *sthéniques*, ou avec excès d'innervation, coexistent avec cet état particulier de l'organisation des animaux.

XX.

L'inverse a lieu dans les maladies dites *asthéniques* ou avec défaut d'innervation. En effet, ces maladies surviennent toujours dans une organisation peu développée, peu active, et, surtout, arrosée par un sang artériel généralement mal confectionné.

XXI.

La saison du printemps, l'habitation dans un lieu où l'air est pur, sec et fréquemment renouvelé ; l'usage d'une nourriture trop succulente, et surtout de substances douées d'une propriété électro-motrice très prononcée, etc., etc., sont les circonstances principales qui favorisent la manifestation des maladies *sthéniques*, maladies qui sont toutes caractérisées par un développement excédant de fluide électrique.

XXII.

Les maladies *asthéniques*, au contraire, se développent ordinairement sous l'influence d'une habitation prolongée dans des lieux bas, humides, et où l'air et la lumière se renouvellent difficilement; et, surtout, sous l'influence, plus pernicieuse encore, de l'usage prolongé d'une nourriture malsaine, et d'autres excès qui appauvrissent de plus en plus l'organisation.

XXIII.

Si les maladies paraissent si diverses dans la constitution matérielle de l'homme et des animaux, c'est que les causes qui les produisent sont les circonstances d'actions chimiques également diverses.

XXIV.

Souvent même l'action d'une seule cause morbifique peut devenir la source d'une infinité de troubles morbides, en donnant lieu à une infinité de changemens dans les proportions et les rapports des molécules organiques. Qui n'a été à même d'apprécier, par exemple, les nombreux désordres qui peuvent être la conséquence de la simple rentrée de la matière transpiratoire dans le torrent des fluides circulatoires, et de la nouvelle présence insolite de cette matière dans les divers points de l'organisation?

XXV.

L'irritation ou excitation est la circonstance première, le motif essentiel, le phénomène générateur de tout trouble morbide organique. C'est une véritable provocation au trouble, au désordre. C'est la circonstance même de la production de l'action chimique organique insolite qui constitue la maladie.

XXVI.

Dans le sens le plus général possible,

on peut entendre par irritation le *contact insolite* même qui peut accidentellement s'établir, soit entre les molécules organiques seulement dont les proportions et les rapports se trouvent fortuitement changés, soit entre ces molécules et les divers corps extérieurs qui les entourent.

XXVII.

Il suit de là que les causes de l'irritation sont partout. On les trouve, en effet, hors de l'organisation comme dans l'organisation même. C'est absolument la matière organique agissant et réagissant accidentellement sur elle-même, et le reste de la matière universelle agissant et réagissant accidentellement sur la matière organique. C'est donc au milieu des corps nombreux qui les entourent, c'est donc dans les combinaisons même de leur propre substance que les êtres animés trouvent les sources infiniment variées de leur conservation et de leur destruction.

XXVIII.

A l'instar des chimistes, je divise les causes irritantes en *pondérables* et en *impondérables.*

XXIX.

Les causes *pondérables* sont les divers corps matériels simples, composés et surcomposés qui, par leur ensemble, constituent l'univers ; ces divers corps pouvant être, d'ailleurs, solides, liquides ou gazeux, minéraux, végétaux ou

animaux; enfin, externes ou internes,
suivant que, venus du dehors, ils agissent seulement sur les surfaces cutanée
et muqueuse (1) de l'organisation en général, ou suivant qu'étant partie constituante de cette même organisation,
ou s'y étant introduits par la voie de
l'absorption, ils agissent sur les divers
points des tissus organiques avec les-

---

(1) Ces surfaces cutanée et muqueuse, par leur
continuité, constituent un véritable sac sans ouverture dans lequel les divers organes se trouvent con-
tenus, logés, enveloppés. Elles sont le premier abri
protecteur des organes. Elles font, en quelque sorte,
l'office d'une barrière qui veille à ce qui entre dans
l'organisation et à ce qui en sort. Limites dernières de
l'existence des animaux, elles ont avec le reste de
l'univers les relations les plus nombreuses et les plus
variées. C'est absolument à la nature de ces relations
qu'est due la conservation ou la destruction de ces
mêmes animaux.

tissus organiques où elle survient, et suivant aussi l'intensité plus ou moins grande du contact insolite d'où elle émane.

XXXIII.

Ce phénomène morbide primitif est, selon moi, un phénomène purement physique. Je l'attribue à l'action électrique réciproque qui s'établit entre le corps irritant et les molécules organiques avec lesquelles ce corps se trouve fortuitement en contact. Si ces molécules éprouvent alors, en effet, une agitation plus prononcée, si elles cherchent à se porter et à se grouper dans la partie irritée; si, après leur accumulation, elles continuent à être agitées par une sorte de mouvement alternatif

d'attraction et de répulsion (toutes choses visibles, au reste, à l'aide du microscope), nul doute que ces phénomènes
ne soient des phénomènes purement
électriques.

XXXIV.

C'est dans l'action chimique organique prédominante qui se manifeste à
l'occasion d'une irritation quelconque,
et dans l'accumulation ou fluxion insolite des molécules organiques circulatoires qui en résulte dans la partie irritée, qu'existe le point de départ de
toutes les modifications organiques
morbides capables de compromettre
l'existence de l'homme et des animaux;
et ce n'est que dans l'étude approfondie
des causes et des effets sans nombre de

cette action chimique organique contre nature, que l'art médical peut trouver son avancement, et le pathologiste les bases d'une saine nosologie.

XXXV.

Voici les phénomènes morbides les plus appréciables qui peuvent en être la conséquence : ce sont, 1° la douleur; 2° l'accélération des mouvemens du cœur et des vaisseaux; 3° un trouble local ou général de l'organisme plus ou moins intense; 4° l'augmentation de la chaleur animale; 5° la création d'une infinité de produits organiques morbides; 6° enfin, la mort locale ou générale lorsque ces diverses modifications organiques sont portées au delà de toutes limites.

XXXVI.

La douleur est la perception par l'ame d'un courant galvanique *centripète* qui émane d'une partie irritée quelconque, et qui se dirige vers lé centre sensitif à la faveur des cordons nerveux cérébraux ou spinaux qui y aboutissent.

XXXVII.

L'irritation de la matière cérébrale (1) et, par conséquent, le développement

(1) Un courant électrique peut devenir cause irritante en électrisant trop fortement la partie sur laquelle il se dirige, et en y changeant par conséquent le mode d'attraction et de répulsion moléculaires. C'est de cette manière que, selon moi, l'irritation d'une partie s'irradie sur d'autres parties plus ou moins éloignées.

d'un nouveau courant, alors *centrifuge*, sont la conséquence inévitable de l'action de ce courant *centripète* primitif.

XXXVIII.

Ce nouveau courant *centrifuge*, par son irradiation, en général, sur la partie organique périphérique primitivement irritée, est, selon moi, la cause qui fait rapporter la douleur à cette même partie.

XXXIX.

Ce même courant, par son transport sur les organes contractiles, peut mettre le désordre dans les mouvemens opérés par ces organes (convulsions, spasme, etc.), et même activer les mouvemens en vertu desquels le sang circule, si, en même temps, il se dirige sur le cœur et les autres portions du système vasculaire.

XL.

Dans ce dernier cas, le courant galvanique centrifuge cérébral ou spinal, parvient aux organes circulatoires en suivant la direction des cordons nerveux qui unissent les nerfs spinaux aux nerfs ganglionnaires, cordons qui, comme nous l'avons déjà vu, sont essentiels à la non-interruption des mouvemens de la circulation (Legallois).

XLI.

Le courant galvanique *centripète* primitif que nous avons dit être l'agent producteur de la douleur, par la pré-

dominance d'action chimique organique secondaire qu'il détermine dans la
pulpe cérébrale, peut amener une véritable maladie de l'encéphale, maladie
qui, alors, devient une complication
de celle qui a donné naissance à ce courant galvanique centripète primitif.
C'est de cette manière que le cerveau
s'affecte à la suite des maladies graves
des organes de la poitrine, des organes
de l'abdomen, des organes pelviens, et
même des membres. Tous les jours, en
effet, on voit une pneumonie, une pleurésie, une gastrite, une entérite, une
hépatite, une néphrite, une cystite,
une métrite, une inflammation étendue
d'une extrémité quelconque, etc., etc,
s'aggraver par la part plus ou moins
grande que les masses centrales du sys-

tème nerveux prennent à ces diverses maladies, maladies qui, réellement, doivent être considérées comme autant de laboratoires chimiques où se dégagent des courans galvaniques *centripètes* continuels.

XLII.

La matière cérébrale ou spinale peut néanmoins être quelquefois le siége primitif de l'irritation et du travail chimique organique morbide qui s'ensuit. Dans ce cas, on n'observe qu'un développement de courans galvaniques centrifuges, courans qui, dirigés vers les organes périphériques, peuvent également produire les phénomènes morbides que j'ai signalés tout-à-l'heure, c'est-à-dire des mouvemens convulsifs, le spasme, une activité plus grande dans les mouvemens circulatoires, une exaltation insolite des phénomènes sensitifs externes et internes, le trouble des fonctions intellectuelles, etc.

XLIII.

La paralysie et le ralentissement des mouvemens des organes de la circulation, phénomènes morbides directement opposés aux précédens, sont aussi des effets fréquens de l'irritation de la matière cérébrale ou spinale, et soit que cette irritation ait été l'effet de l'action d'un courant centripète, soit qu'elle se soit déclarée primitivement dans le cerveau ou la moelle de l'épine. On peut aussi observer, alors, une diminution d'énergie dans les facultés sensitives et même une abolition plus ou moins complète dans l'exercice des fonctions de l'intelligence. J'expliquerai plus loin comment je conçois que des phénomènes morbides si opposés peuvent être la conséquence d'un travail chimique organique morbide du cerveau ou de la moelle de l'épine.

XLIV.

Ces circonstances morbides ne sauraient servir néanmoins à faire rejeter la supposition probable de l'existence d'une ame immortelle dans l'homme, car elles laissent entrevoir tout au plus que cette ame cesse alors de manifester ses actes, parce que l'instrument matériel dont elle se servait pour cela ne répond plus à ses intentions (1).

XLV.

L'accélération des mouvemens du

---

(1) Cette proposition paraîtra conjecturale sans doute. Il est certain que personne n'a jamais vu l'ame et n'a pu en démontrer l'existence par des preuves physiques directes. Je sens cette vérité aussi bien que qui que ce soit. Mais de ce que nos organes des sens n'ont jamais pu s'exercer sur ce principe dynamique immatériel, faut-il en conclure qu'il n'existe point? Non, tant s'en faut; car, à tout prendre, il y a toujours plus de probabilités en faveur de l'existence de ce principe, qu'en faveur de sa non-existence. Ainsi, par exemple, le psychologiste peut au moins prendre à témoin la coordination admirable des phénomènes moraux, phénomènes que rien dans la physique ne peut expliquer, tandis que son adversaire ne peut rien invoquer, attendu qu'il rejette ce moyen d'induction, le seul, cependant, qu'en matière aussi difficile, il soit possible de prendre en considération.

cœur et des vaisseaux, effet. très fréquent de l'irritation, est produite par
l'action d'un courant galvanique centripète ou centrifuge, qui émane d'une
partie organique irritée quelconque, et
qui se dirige vers les organes circulatoires à la faveur des cordons nerveux
ganglionnaires qui s'y distribuent.

XLVI.

Cette accélération peut être locale ou
générale. Elle est locale lorsque l'action
chimique organique insolite qui produit le dégagement du courant galvanique, est peu étendue, peu intense, et
que ce courant se borne seulement à
activer les mouvemens vasculaires de la
partie affectée et des parties adjacentes
à cette dernière. Elle est, au contraire,

générale lorsque cette action chimique est très intense, et que le cœur et les vaisseaux en général se trouvent influencés par les courans galvaniques divers qui émanent de cette action chimique.

XLVII.

L'arrivée trop précipitée des fluides circulatoires dans les divers points de l'organisation, et par conséquent un surcroît général de chaleur et d'innervation, sont la conséquence inévitable de l'accélération des mouvemens du cœur et des vaisseaux.

XLVIII.

Une infinité d'irritations et d'actions chimiques organiques nouvelles peuvent aussi se manifester alors, attendu

que presque toutes les parties organiques se trouvent modifiées dans les proportions et les rapports des principes
immédiats qui les constituent.

XLIX.

C'est ainsi que les maladies se compliquent; c'est ainsi que le trouble local
ou général de l'organisme, connu sous
le nom de *fièvre*, survient. C'est là
qu'une infinité de produits organiques
nouveaux peuvent prendre naissance;
enfin, c'est aussi là que la mort locale
et la mort générale de l'être vivant peuvent trouver leur source.

L.

Les produits organiques morbides

qui peuvent se former à la suite de l'irritation, varient à l'infini suivant la nature du corps irritant et suivant aussi
la nature de la partie où ce corps exerce
son action.

LI.

Quelquefois ce n'est qu'une simple
exagération des produits organiques
naturels, comme cela arrive, généralement, lorsque l'irritation se réalise, par
exemple, dans un organe sécréteur quelconque. Tel est l'*excès* de sueur, de sérosité, de salive, de mucus, de bile, de
suc pancréatique, d'urine, de sperme, etc., qui peut survenir à la suite
d'une prédominance d'action chimique
organique dans les systèmes cutané,

séreux, muqueux, glandulaire, etc,
excès (1) qui est réellement morbide,
attendu qu'il constitue un changement
accidentel dans les proportions et les
rapports des molécules organiques, et
qu'il s'accompagne d'un trouble plus
ou moins intense dans les phénomènes

---

(1) Ce qu'on nomme habituellement *diathèses* humorales n'est autre chose que cet excès de produits
organiques naturels. Cet excès porte quelquefois sur
l'hématose ou formation du sang. On a vu, en effet,
des maladies dans lesquelles le sang se renouvelait si
facilement, que dix, douze et même quinze saignées
étaient à peine suffisantes pour remédier à cette col-
liquation sanguine. D'autres fois, cet excès porte sur
la création du phosphate calcaire. M. le professeur
Lordat citait à ce sujet un fait bien intéressant dans
ses leçons savantes de physiologie. C'était un magis-
trat de Montpellier qui, après certaines attaques de
goutte, rendait, par les urines, des quantités énor-
mes de phosphate calcaire.

dynamiques manifestés par les systèmes organiques précédens.

LII.

D'autres fois, le travail chimique organique morbide donne naissance à des produits qui sont tout-à-fait nouveaux pour l'être vivant où ils se réalisent. Tels sont le *pus*, les *fausses membranes*, des substances *lardacées* variables, les matières organiques *cancéreuse*, *miasmatique*, *tuberculeuse*, *mœlanée*, *syphilitique*, *variolique*, *rubéique*, *rabéique*, *herpétique*, *psorique*, *scrophuleuse*, et bien d'autres matières inconnues propres à l'érysipèle, à la scarlatine, au penphigus, à la miliaire, à la variole, à la lèpre, à la goutte, etc.

LIII.

L'art est généralement très arriéré sur la connaissance exacte de la composition chimique de ces divers produits organiques contre nature, et du degré d'influence qu'ils exercent dans l'organisation de l'homme et des animaux. Il est cependant de la plus haute importance d'en faire une étude sérieuse; car, c'est souvent à la présence insolite de quelques uns de ces produits dans l'économie, que se rattache la difficulté et même l'impossibilité de guérir certaines maladies.

LIV.

La mort *locale* survient dans une partie organique quelconque, lorsque à la suite de l'irritation et du travail chimique organique morbide qui accompagne cette irritation, l'innervation et la circulation se trouvent anéanties localement dans cette partie.

LV.

Cette mort locale, appelée *gangrène* lorsqu'elle survient dans les parties molles ; et *nécrose* lorsqu'elle se manifeste, au contraire, dans le tissu osseux, résulte, en effet, de la destruction ou désorganisation des vaisseaux et des nerfs dans la partie affectée.

LVI.

La mort *générale* est l'extinction générale de la circulation et de l'innervation, par suite de modifications organiques graves survenues dans les principaux organes de la vie.

LVII.

Les maladies des principaux organes de la circulation, de l'innervation, de la respiration et de la digestion, sont les causes principales qui peuvent occasionner la mort générale.

LVIII.

Les maladies des autres parties organiques peuvent aussi devenir mortelles, mais ce n'est jamais qu'en affectant consécutivement les uns ou les autres des organes principaux dont nous venons de parler.

LIX.

Les maladies du cœur et des vaisséaux consistent toujours dans un travail chimique organique insolite qui s'établit accidentellement dans les parois de ces organes, et d'où peuvent résulter l'épaississement, l'amincissement ou même la rupture complète de ces parois, et par conséquent la mort générale, par suite de l'épanchement du sang et de l'interruption de la circulation.

LX.

Le travail chimique organique insolite qui se réalise dans un point quelconque du cerveau ou de la moelle de l'épine, peut produire deux genres opposés de maladies; savoir : des maladies par *excès d'innervation*, et des maladies par *défaut d'innervation*.

LXI.

Les maladies par *excès d'innervation*, telles que les mouvemens convulsifs, le spasme fixe, général ou partiel, les hallucinations ou erreurs des sens, etc., etc., ont lieu, principalement, lorsque la substance blanche nerveuse conductrice, participant peu au travail chimique morbide de la substance grise, conserve plus ou moins intègre sa faculté conductrice, et permet aux courans galvaniques centrifuges irréguliers (qui émanent de ce travail chimique organique morbide) de se diriger librement vers les organes périphériques où les nerfs cérébraux et spinaux aboutissent.

LXII.

Les maladies par *défaut d'innerva-tion*, telles que l'engourdissement et la paralysie plus ou moins complète des organes sensitifs et des organes loco-moteurs, surviennent, au contraire, lorsque le travail chimique morbide de la substance grise cérébrale ou spinale, envahit aussi la substance blanche et anéantit, plus ou moins complétement, dans cette substance, la faculté conduc-trice qu'elle possède.

LXIII.

La substance blanche nerveuse céré-brale ou spinale perd alors sa faculté conductrice, parce qu'elle se trouve plus ou moins désorganisée par l'abord

accidentel, soit d'une trop grande quantité de sang, soit d'une trop grande
quantité de sérosité.

LXIV.

Les maladies des méninges sont d'a-
bord accompagnées d'un *excès d'innervation*, parce que la substance grise
cérébrale ou spinale, immédiatement en
contact avec ces méninges, participe
plus ou moins à leur irritation, devient
elle-même le siége d'une action chimique organique prédominante, et
donne lieu, par conséquent, à un développement excédant de courans galvaniques centrifuges. Mais le défaut
d'innervation se manifeste bientôt par
la propagation du mal jusqu'à la substance blanche; et telle est, en effet,

très probablement, la cause constante de la mort dans les maladies encéphaliques. C'est généralement un défaut d'innervation qui succède à un excès d'innervation.

LXV.

Il existe souvent des maladies nerveuses locales par excès d'innervation, comme par défaut d'innervation.

LXVI.

Les douleurs nerveuses (névralgies) et rhumatismales sont, à mes yeux, des maladies nerveuses locales avec excès d'innervation. Elles consistent dans des courans galvaniques irréguliers qui se portent d'une partie à l'autre en suivant la direction des cordons nerveux, et

qui émanent toujours de quelque travail chimique organique morbide qui
se réalise accidentellement dans quelques points du système nerveux.

LXVII.

Les maladies nerveuses locales par
défaut d'innervation résultent généralement de la désorganisation plus ou
moins complète des cordons nerveux,
cordons qui cessent alors d'exercer
leurs fonctions, parce que le travail
chimique organique insolite de leur
propre substance, leur fait perdre la
faculté conductrice qu'ils possèdent.
Telle est, selon moi, la paralysie locale
qui se manifeste dans une partie organique quelconque, à la suite de la des-

truction des cordons nerveux qui se distribuent dans cette partie.

LXVIII.

Les maladies des principaux organes de la respiration, telles que les maladies qu'on désigne sous le nom de croup, de trachéite, de bronchite, de pneumonie, de pleurésie, etc., etc., sont fréquemment mortelles, parce qu'elles troublent ou suspendent même, plus ou moins complétement, la fonction importante (respiration) qui rend possible l'entretien continuel de la circulation et de l'innervation.

LXIX.

L'irritation de la membrane muqueuse qui tapisse les divers points de l'étendue du conduit aérien, conduit qui, comme on sait, par ses nombreuses divisions devient partie constituante du tissu du poumon même, est ordinairement la source première de toutes ces maladies.

LXX.

Il est possible, néanmoins, que l'irritation se réalise aussi primitivement dans le tissu inter-vésiculaire du poumon, ou dans le tissu de la plèvre costale et de la plèvre pulmonaire. Mais alors la cause irritante est déposée dans ces organes par les fluides circulatoires, soit sanguins, soit lymphatiques, ou bien l'irritation y est provoquée par le transport insolite de quelque courant galvanique centripète ou centrifuge, qui émane lui-même d'un autre organe malade plus ou moins éloigné.

LXXI.

Les maladies du poumon, quelles qu'elles soient, surviennent donc toujours à l'occasion d'une irritation externe ou d'une irritation interne du tissu de cet organe.

LXXII.

Les causes qui produisent l'irritation externe viennent toutes de l'extérieur. Elles sont infiniment nombreuses. Tels sont les divers corps pondérables simples ou composés, gazeux, liquides ou solides, minéraux, végétaux ou animaux, que l'air inspiré peut introduire accidentellement dans le tissu du pou-

mon, et mettre fortuitement en contact avec la membrane muqueuse qui
tapisse cet organe.

LXXIII.

Les causes de l'irritation interne (irritation du tissu inter-vésiculaire) cir-
culent avec nos humeurs. Elles sont
aussi très nombreuses. Telles sont : l'humeur de la transpiration pulmonaire
et cutanée, les matières dartreuse, syphilitique, variolique, rubéique, rabéique, purulente critique, etc., etc.

LXXIV.

. La prédominance d'action chimique
des fluides circulatoires, et, par conséquent, l'accumulation insolite de ces
fluides dans le tissu du poumon (flui-

des qui peuvent donc être purs ou al-
térés par la présence de matières étrangères), sont l'effet inévitable de cette
irritation externe ou interne. C'est là
aussi que l'excès de mucosités bronchiques et la création des matières organiques nouvelles, connues sous les noms
de matières tuberculeuse et mœlanée,
trouvent leur origine, ainsi que la toux,
la difficulté de respirer et les autres
troubles morbides qui accompagnent
ordinairement les maladies du poumon.

LXXV.

Les maladies de l'estomac et du tube
digestif en général sont extrêmement
fréquentes, en raison des nombreuses
relations de la membrane muqueuse

qui tapisse ce tube avec les corps extérieurs. Elles peuvent être plus ou moins graves, suivant le degré d'interruption qu'elles amènent dans la confection de la matière nutritive, et suivant aussi la part plus ou moins grande qu'y prennent les autres principaux organes de la vie. La mort en est souvent le résultat.

LXXVI.

La thérapeutique des maladies consiste uniquement à entraver la marche des actions chimiques organiques insolites qui les produisent, et à ramener par là l'état malade de l'être vivant à l'état sain.

LXXVII.

Il y a, selon moi, autant de moyens

pour parvenir à un but aussi désirable, qu'il y a de causes productrices des maladies; car, telle cause ou corps qui est morbifique dans une circonstance, peut être moyen curatif dans une autre. Je crois, en effet, qu'il peut y avoir autant d'agens curatifs qu'il y a de corps pondérables et impondérables dans la nature. Seulement la curation se trouve dans l'*à propos* de l'application de ces divers corps (1).

LXXVIII.

Cet *à propos* d'application des di-

---

(1) Les expériences que j'ai faites sur les animaux vivans avec des moyens qu'on ne trouve point encore sur la liste ordinaire des médicamens, m'autorisent à établir cette proposition. En effet, avec des corps dont l'action sur les tissus des animaux n'a point été

vers moyens thérapeutiques, est le seul *secret* utile, certain, efficace, auquel on puisse avoir recours dans le traitement des maladies, et ce secret ne se trouve, sans contredit, que dans ce qu'on appelle le *tact* médical d'un médecin philanthrope, vraiment éclairé et surtout bon observateur. Aussi ne peut-on jamais se vanter de savoir saisir cet *à propos*, qui est le moment *d'élection* même pour agir avec certitude contre une maladie, qu'après une longue suite de veilles, de méditations, et surtout d'expériences

---

encore constatée, j'ai souvent fait cesser des irritations très étendues que j'avais moi-même provoquées, et que, certainement, je n'aurais pu détruire aussi promptement avec les agens thérapeutiques qu'on emploie ordinairement pour cela. Je ferai connaître plus tard le résultat de mes recherches à cet égard.

pratiques. En effet, l'âge, le sexe, le tempérament, la profession du malade, l'état de vigueur ou de faiblesse de la constitution, le climat, la saison, le siége, la nature et l'époque de la maladie, etc., etc., sont autant de circonstances qui font varier à l'infini cet *à propos*, et qui imposent ainsi au médecin une étude toujours nouvelle.

LXXIX.

Cette étude est encore généralement basée sur l'empirisme dans le monde médical. Elle ne pourra, désormais, créer une science exacte, sûre, rationnelle, invariable, qu'autant qu'elle s'appliquera à la juste appréciation de l'influence réciproque que les élémens matériels organiques et inorganiques exer-

cent continuellement les uns sur les autres, appréciation qui, seule, en effet,
peut faire de la thérapeutique, de même
que des autres parties de la science de
l'homme et des animaux, une science
vraiment physique.

LXXX.

Les évacuations sanguines en général et la diète sont des moyens curatifs puissans, parce que, diminuant
directement la quantité des fluides circulatoires, elles affaiblissent nécessairement l'intensité des actions chimiques
organiques morbides.

LXXXI.

Ces moyens conviennent évidemment
dans les maladies *sthéniques*, quels que

soient d'ailleurs les organes spécialement affectés.

LXXXII.

Ils sont, au contraire, très nuisibles
dans les maladies asthéniques, attendu
que ces maladies consistant essentiellement dans une innervation peu active,
elles seraient nécessairement augmen-
tées par la soustraction du liquide organique, déjà trop peu abondant, qui
donne naissance à cette innervation.

LXXXIII.

Comme l'action électro-motrice du
sang artériel sur les tissus animés devient d'autant plus grande que les matériaux salins de ce liquide sont plus
rapprochés (ce qui a lieu ordinairement

dans les maladies sthéniques), le meilleur moyen de s'opposer à l'excès d'innervation qui peut en résulter dans l'organisation de l'homme et des animaux, est d'employer des boissons et injections aqueuses en assez grande quantité. Ces agens (peu électro-moteurs lorsque surtout on a le soin de ne pas leur associer trop de sucre ou de quelque principe acide), parvenant dans le torrent de la circulation, produisent l'effet désiré, en étendant les matériaux salins du sang, et, par conséquent, en ramenant ce liquide à ses proportions et rapports habituels.

LXXXIV.

Tel est l'effet de l'eau tiède, de l'eau légèrement gommée, de l'eau de guimauve et de graine de lin, de l'eau d'orge et de riz, des bains d'eau tiède, des cataplasmes émolliens, etc., etc., effet qu'il faut d'autant plus s'empresser de produire, que le malade est plus fort, plus robuste, plus excité, et qu'il habite un climat où la chaleur, plus ou moins excessive, entraîne une déperdition plus grande de principes aqueux du fluide sanguin.

LXXXV.

La soustraction d'une certaine quantité de sang, la diète et l'usage des moyens aqueux précédens, ne suffisent pas toujours pour pouvoir obtenir la cure entière des maladies sthéniques. Ce sont, sans contredit, les moyens les plus généralement utiles et ceux qu'on doit presque toujours employer en premier lieu ; mais qu'on se garde de croire qu'ils soient essentiellement curatifs dans tous les cas. Il est des circonstances, au contraire, dans lesquelles la production de certaines actions chimiques organiques particulières, à l'aide d'autres moyens divers qu'on trouve dans la nature, est accompagnée de résultats bien plus fructueux, et que l'ignorance et la prévention seules ont pu faire dédaigner. En effet, certaines maladies sthéniques sont quelquefois bien plus sûrement guéries par un vomitif, un purgatif, un vésicatoire, etc., etc., que par le traitement précédent dit antiphlogistique. C'est donc un tort notable fait à la science et à l'humanité, que de restreindre de plus en plus la liste des médicamens utiles.

LXXXVI.

Les vésicatoires, les cautères, les moxas, l'application du calorique en général, les cataplasmes et lotions synapisés, les frictions stimulantes, etc., etc., sont tous des moyens extérieurs dont l'action sur le tissu cutané de l'organisation est de faire constamment prédominer l'action chimique des fluides circulatoires dans la partie de ces tissus où on les applique, et de produire par là, dans cette partie, un surcroît de mouvement vital favorable à la guérison de beaucoup de maladies.

LXXXVII.

Il en est de même des sialogogues, des

sternutatoires, des expectorans stimulans, des vomitifs, des purgatifs, des
stimulans de la muqueuse génito-uri-
naire, etc.; tous moyens qui, en même
temps qu'ils provoquent l'expulsion de
certaines matières irritantes, font aussi
prédominer dans les diverses portions
du système muqueux l'action chimique
qui s'y produit habituellement.

LXXXVIII.

En général l'emploi de ces divers
moyens n'est avantageux dans le traitement des maladies sthéniques, que
lorsqu'on a préalablement diminué par
la saignée, la diète et les boissons
aqueuses, l'excitation générale de l'organisme. Autrement ce sont des excitations partielles qui augmentent con-

stamment cette excitation générale. Ce sont des développemens partiels de fluide électrique, ajoutés à un développement général, déjà trop intense, du même fluide.

LXXXIX.

Mais lorsque le système entier est peu ébranlé par la maladie d'un organe quelconque, et que, du reste, les fluides circulatoires ne sont pas en trop grande surabondance dans l'organisation, qu'il n'y a pas, en un mot, excès général d'innervation, on peut se servir très utilement de ces divers moyens.

XC.

Les diverses portions du système

cutané et du système muqueux sont les parties organiques sur lesquelles on les fait agir, parties qui servent ainsi à substituer un travail chimique organique morbide, à un autre travail chimique que l'on cherche à combattre.

XCI.

Les lieux d'élection pour agir ainsi, en thérapeutique, varient à l'infini suivant la nature de la maladie et suivant l'organe qui en est le siége.

XCII.

Dans les maladies sthéniques de la tête, telles que l'encéphalite, l'apoplexie ou hémorrhagie cérébrale, l'arachnitis, l'ophthalmie, l'otite, la glossite, l'inflammation des glandes salivaires, l'esquinancie, etc., après la soustraction d'une quantité suffisante de sang (pour diminuer l'excès général d'innervation), on se trouve généralement très bien de faire prédominer l'action chimique des fluides circulatoires dans les membres inférieurs et notamment dans la portion inférieure du tube digestif.

XCIII.

Ce n'est qu'avec beaucoup de précautions qu'on peut provoquer cette prédominance d'action chimique organique près du lieu malade, car souvent, alors, loin de diminuer la maladie, on l'augmente.

XCIV.

Les mêmes observations peuvent

être faites relativement aux maladies thoraciques et abdominales, et même relativement aux maladies des membres. En effet, c'est également sous l'influence bien dirigée des moyens précédens que se trouve souvent la guérison. Dans la pratique de la médecine on a donc deux routes bien tracées pour parvenir à la cure d'une maladie quelconque. Ce sont, 1° la soustraction, par divers moyens, d'une quantité suffisante de produits organiques; 2° la provocation d'une maladie nouvelle dans le but d'en combattre une autre plus dangereuse.

C'est ainsi que les divers agens naturels jouent tour-à-tour le rôle d'agens pathologiques et d'agens thérapeutiques. Enfin c'est aussi de la même manière que ces divers agens, par l'action et réaction chimique qu'ils exercent continuellement les uns sur les autres, constituent l'état sain et l'état malade de l'homme et des animaux.

FIN DE LA DEUXIÈME ET DERNIÈRE PARTIE.

RAPPORT

A

L'ACADÉMIE ROYALE DE MÉDECINE

DE PARIS,

SUR

LE SYSTÈME DU DOCTEUR L. BACHOUÉ.

ACADÉMIE ROYALE
DE MÉDECINE.

Extrait des procès-verbaux de l'Académie.

SECTION DE MÉDECINE.

SÉANCE DU 24 JUIN 1828.

RAPPORT

Sur un Mémoire de M. le docteur J. P. L... Bachoué,
intitulé : *Essai sur une nouvelle théorie des fonctions
du système nerveux dans les animaux*, suivi de
quelques vues de pathologie.

EXTRAIT DES RÉGLEMENS.

ART. 33.

Les copies et les extraits des rapports peuvent être déli-
vrés aux parties intéressées, lorsque l'Académie le juge
convenable ; mais sous la condition expresse qu'il n'y sera
fait d'addition, altération, ou changement d'aucun genre:

Certifié par le secrétaire de la section de médecine rem-
plaçant le secrétaire perpétuel absent.   ADELON.

Messieurs,

Dans une de vos dernières séances vous
avez chargé MM. *Adelon*, Hip. *Cloquet* et

moi de vous rendre compte d'un mémoire adressé par M. le docteur J. P. L... Bachoué, ayant pour titre : *Essai sur une nouvelle théorie des fonctions du système nerveux dans les animaux, suivi de quelques vues de pathologie.* Je viens aujourd'hui vous faire connaître ce travail qui nous a paru digne de fixer votre attention sous plusieurs rapports.

Dans ces dernières années aucune partie de l'organisation n'a été l'objet d'investigations plus répétées que le système nerveux. Si l'on demandait quelle peut avoir été la cause de cette direction des esprits, il suffirait de rappeler que cet appareil important enchaîne toutes les fonctions de l'économie, qu'il n'en est pas une qui ne soit soumise à son influence, et qu'à son histoire se rattache celle des facultés les plus élevées de notre espèce; on pourrait ajouter que l'esprit plus sévère que l'on porte aujourd'hui dans l'étude des sciences, et qui ne permet plus d'adopter sans examen telle ou telle opinion, parce qu'elle est appuyée sur un grand nom, enfin, que le besoin d'avoir des connaissances positives sur tous les phénomènes de la nature, sont autant de motifs qui expliquent assez pourquoi les recherches ont été ainsi spécialement dirigées dans le but de dissiper l'obscurité qui existe encore sur les fonctions générales et partielles du système nerveux. L'observation clinique et les expériences sur les animaux vivans ont tour-à-tour été invoquées pour résoudre les questions multipliées qui appartiennent à la physiologie et à la pathologie de ce système; la solution d'un assez grand nombre d'entre elles a été proposée par plusieurs sociétés savantes, et l'Académie royale de médecine ouvrit elle-même un concours qui a produit sur cette matière un travail remarquable.

La plupart des médecins qui se sont livrés à cette étude n'ont pas puisé leurs matériaux au delà des bornes de l'observation directe; ils ont cherché dans l'organisation elle-même l'explication de cet ordre de phénomènes et la connaissance des conditions matérielles d'où dépend leur manifestation. Interrogeant à la fois la nature vivante et le cadavre, ils sont arrivés à des résultats qui, s'ils ne sont pas tous également concluans, reposent du moins sur des faits que la science consultera toujours avec fruit. Cette voie expérimentale, quoique sujette à erreur, n'en est pas moins celle qui peut fournir les inductions les plus rationnelles; mais elle n'est applicable qu'à ce qui est accessible aux sens. Aussi l'explication des phénomènes organiques qui cessent d'être sensibles, n'étant pas jusqu'à présent susceptible d'une démonstration inattaquable, ne peut avoir pour appui que le raisonnement ou des analogies plus ou moins fondées.

Ces dernières réflexions peuvent s'appliquer au travail qui vous est soumis, dans lequel l'auteur, M. le docteur Ba-

choué, cherche à pénétrer la nature in-
time de l'action nerveuse en général. Si
ses argumens offrent un sujet de contes-
tation, parce qu'ils n'ont pas toutes les
preuves désirables, ils n'en méritent pas
moins une attention sérieuse, car ils se
rattachent aux expériences déjà connues
de M. *Porett*, qui démontrent qu'on peut
au moyen de l'électricité déterminer l'é-
coulement des liquides au travers des corps
perméables, expériences dont M. *Dutro-*
chet a confirmé récemment l'exactitude
dans ses recherches savantes sur l'*agent*
immédiat du mouvement vital chez les végé-
taux et les animaux. Un pareil sujet four-
nirait sans doute matière à controverse si
nous le discutions ; mais comme on ne
pourrait opposer que théorie à théorie, il
nous semble plus convenable de présenter
seulement une exposition succincte des opinions de l'auteur.

Depuis que les expériences galvaniques
ont montré qu'on pouvait reproduire, au

moyen de courans d'électricité, la plupart des phénomènes dont les nerfs sont les agens, on s'est assez généralement accordé à regarder l'action électrique comme la cause la plus probable de tous les effets qui résultent de l'influence des nerfs chez les animaux. Toutefois, les divers essais tentés pour éclairer la théorie des fonctions du système nerveux, par l'intermédiaire du galvanisme, n'ont, à la vérité, fourni encore à la physiologie que des données incertaines et tout à fait insuffisantes. Cela tient uniquement, suivant M. Bachoué, à l'obscurité où l'on est resté sur les conditions organiques au moyen desquelles le fluide nerveux galvanique se développe dans les animaux : obscurité qui, nécessairement, s'est étendue sur toutes les circonstances des phénomènes qui suivent le développement de ce fluide. C'est en s'aidant des lumières que les découvertes récentes de la physique ont répandues sur quelques unes des conditions qui mettent en jeu le fluide galvanique, que

M. Bachoué a tenté de soulever en partie le voile qui couvre la source de ce phénomène qui est peut-être le principe de toute action vitale. Vous jugerez, messieurs, jusqu'à quel point l'auteur s'est approché de la vérité.

On sait que M. Becquerel a constaté dans ses recherches électro-chimiques, que *lorsque deux substances en communication l'une avec l'autre par un fil conducteur, exercent simultanément une action chimique avec une troisième, il se développe un courant galvanique qui se dirige toujours de la substance où cette action est la plus forte, vers celle où elle l'est le moins.* Or, on peut facilement démontrer, dit M. Bachoué, que des conditions exactement semblables se trouvent réunies pendant la vie dans les animaux pourvus d'un système nerveux. En effet, les masses centrales de ce système ne communiquent-elles pas par des conducteurs, les nerfs, avec toutes les parties de l'organisation de l'animal? Ne s'exerce-t-il pas continuellement dans tous les organes une action chimique simultanée par l'abord du sang artériel dans leur tissu, comme le prouve sa transformation constante en sang veineux? Et ne sait-on pas d'ailleurs que le fluide électrique se met nécessairement en évidence toutes les fois qu'une action chimique quelconque se produit.

Le principe reconnu par M. Becquerel trouve donc ici son application tout entière; par suite de l'action chimique qui résulte de la nutrition dans tous les organes, le fluide électrique se développe, et il existe ainsi dans chaque cordon nerveux un courant galvanique continuel, allant de son extrémité centrale vers son extrémité périphérique, ou de celle-ci vers la première, suivant que l'action chimique d'où ce courant émane, prédomine à l'une ou à l'autre de ces extrémités.

Telle est, messieurs, l'idée fondamentale

du travail de M. Bachoué : elle repose sur un rapprochement qui , s'il n'offre pas à tous les yeux le même degré d'exactitude, n'en est pas moins fort ingénieux. On voit que l'auteur touche ainsi aux questions de l'ordre le plus élevé, et qu'il semblerait que l'œil investigateur de la science ait entrevu, pour ainsi dire, la cause immédiate de la vie. Nous savons, en effet, que plusieurs faits d'analogie tendent à faire penser que le principe de la vie n'est qu'une modification de la cause des forces électriques. Sans poursuivre toutes les conséquences qui découlent de cette théorie, nous nous bornerons à l'appliquer, pour exemple, à quelques unes des fonctions de l'économie. Examinons le cas où l'action chimique prédominant dans les parties centrales du système nerveux, le courant galvanique qui en est la suite inévitable se dirige vers les organes avec lesquels ces centres correspondent par le moyen des nerfs.

On sent que les effets doivent être différens, suivant les parties où les nerfs se distribuent, et suivant la manière dont ils s'y terminent. Ces effets sont nuls quand les nerfs s'épanouissent à nu en membranes ou en papilles comme dans les organes des sens et aux surfaces cutanée et muqueuse, attendu que l'action chimique s'exerçant sur la substance nerveuse même, les deux variétés de fluide galvanique peuvent se réunir sans avoir aucune partie à traverser. Mais il en est tout autrement si les nerfs, au lieu de se terminer à nu, se perdent dans la substance même des autres organes, comme, par exemple, ceux qui se terminent dans les muscles, le cœur et les autres parties de l'appareil circulatoire. L'action chimique ne s'exerçant plus sur la substance nerveuse immédiatement, le courant galvanique qui en résulte est obligé de traverser les fibres qui composent ces organes, et d'en déterminer la contraction. N'est-ce pas là, dit M. Ba-

choué, la source des mouvemens constans
et réguliers par lesquels le cœur et les
vaisseaux entretiennent la circulation du
sang? Ces mouvemens se succèdent, comme
on sait, sans interruption, et l'on en conçoit aisément la raison, puisque, par leur
moyen , le sang aborde continuellement
dans le tissu des organes qui les produisent, ainsi que dans les centres nerveux
avec lesquels ces mêmes organes communiquent par le moyen des nerfs, et que,
par l'action chimique simultanée qui en
résulte, il se développe un courant galvanique qui les renouvelle sans cesse.

La succession continue des mouvemens
par lesquels le sang circule, est donc liée
à la succession également continue de ces
deux phénomènes : 1° L'impulsion de ce
liquide dans tous les organes; 2° le développement d'un courant galvanique par
l'action chimique qui suit son abord dans
leur tissu.

M. Bachoué passe ainsi en revue les divers actes organiques de l'économie, et en explique plus ou moins heureusement le mécanisme par l'application des mêmes vues théoriques. Nous ne le suivrons pas dans tous ces développemens, dont les détails, d'ailleurs assez abstraits, exigeraient, pour être bien compris, une exposition moins succincte que celle que comporte un semblable rapport ; nous nous contenterons d'indiquer la conséquence générale à laquelle l'auteur est naturellement conduit par sa théorie.

Les animaux, dit-il, peuvent être considérés comme des groupes d'élémens simples communs à toute la matière, élémens qui, doués chacun d'une portion donnée des forces générales qui régissent l'univers (par l'affinité chimique que la présence de ces forces y fait naître), agissent et réagissent continuellement les uns sur les autres, et déterminent par cette action et réaction la production dé tous les effets dont l'ensemble constitue l'existence physique et vitale de ces mêmes animaux : d'où suit, conséquemment, d'après M. Bachoué, qu'on peut ainsi définir la vie : *L'ensemble et la succession plus ou moins prolongée des effets qui, dans les animaux, résultent de l'action chimique que les élémens qui les composent exercent continuellement les uns sur les autres.*

Sans doute cette définition est l'expression exacte des principes que l'auteur a développés, mais ces principes ne reposent pas sur des faits, et ne sont jusqu'à présent que les résultats d'une théorie séduisante par sa simplicité et par la facilité avec laquelle elle explique les phénomènes les plus complexes de l'organisation.

M. Bachoué, appliquant cette théorie à la pathologie, pense que toutes les maladies reconnaissent une même source qui réside dans les actions chimiques contre nature qui s'opèrent dans la constitution matérielle des êtres organisés. Cette partie de son travail nous a paru plus faible que la première, et aurait besoin de développemens plus étendus (1); elle est, si l'on peut dire, beaucoup plus hypothétique et n'offre pas de rapprochemens aussi satisfaisans. Nous ne nous y arrêterons pas davantage.

En résumé, le système physiologique

---

(1) Dans l'ouvrage qu'on vient de lire, j'ai beaucoup modifié les idées pathologiques que j'avais d'abord trop laconiquement présentées. Voulant répondre autant que possible au désir manifesté par l'académie, j'y ai apporté de nombreuses corrections, et ai pris soin surtout d'y donner assez de développemens. Il sera facile de juger que mon système pathologique est une conséquence nécessaire de mon système physiologique, et que l'un et l'autre offrent le même degré de certitude. Les progrès ultérieurs de la science décideront, du reste, si j'ai pensé juste, ou si je n'ai fait qu'errer dans le vaste champ des hypothèses. *(Note de l'auteur.)*

qui vient de nous occuper, est bien lié dans toutes ses parties; mais malgré les probabilités qu'il peut offrir sous certains rapports, on ne doit le considérer que comme une hypothèse ingénieuse jusqu'à ce que les principes qu'il renferme soient convertis en vérités susceptibles de démonstration par des expériences directes. Toutefois, il décèle dans son auteur un véritable talent ; aussi votre commission vous propose-t-elle de déposer ce travail honorablement dans vos archives, et d'adresser une lettre de remercîmens à M. le docteur Bachoué en l'engageant à tenter une série d'expériences propres à vérifier et à consolider la théorie qu'il propose.

Signé ADELON, CLOQUET, et OLLIVIER, *rapporteur.*

Lu et adopté en séance, le 24 juin 1828.

Le secrétaire de la section,

Signé ADELON.

Le secrétaire perpétuel certifie que ce qui précède est extrait du procès-verbal de la séance de la section de médecine du 24 juin 1828.

Paris, le 3 mars 1829.

Pour le secrétaire perpétuel absent,

Le secretaire de la section de médecine,

ADELON.

EXPOSITION,

D'APRÈS LES PRINCIPES QUI PRÉCÈDENT,

D'UN

NOUVEAU MODE DE TRAITEMENT

DES

DOULEURS

RHUMATISMALES, NERVEUSES, GOUTTEUSES ET SYPHILITIQUES, ET DES MALADIES DES NERFS CHEZ L'HOMME ET CHEZ LA FEMME.

§. Ier.

Nouvelle théorie électro-chimique des divers genres de douleurs, et particulièrement des douleurs dites rhumatismales, nerveuses, goutteuses et syphilitiques.

Tout phénomène organique qui, par sa production, ne tend point à la conservation de l'être vivant où il se réalise, doit être considéré comme morbide, comme contre nature, comme maladie.

J'ai déjà dit que toutes les maladies pouvaient être rapportées à une source commune : en effet, elles consistent toutes en des actions moléculaires organiques contre nature, donnant naissance à des courans électro-nerveux irréguliers.

D'où il résulte 1° que toutes les maladies ont nécessairement un siége ou point de départ primitif; 2° que ce siége existe précisément là même où se réalise fortuitement l'action moléculaire organique; 3° enfin, que ce même siége doit être considéré comme un véritable foyer d'où s'irradient des courans électro-nerveux continuels.

Cela posé, qu'est-ce que les douleurs rhumatismales, nerveuses, goutteuses et syphilitiques; et quels sont les principaux traits différentiels de ces quatre genres de maladies?

A. Le foyer primitif d'irradiation des courans électro-nerveux qui constituent les douleurs rhumatismales, est dans le tissu des muscles. C'est une fluxion ou prédominence moléculaire organique qui se

réalise fortuitement dans ce tissu , fluxion
qui est elle-même provoquée, soit par la
contusion ou la fatigue extrême des muscles, soit par la présence contre nature de
la matière transpiratoire ou de quelque
autre matière étrangère à l'organisation.

B. Mêmes causes pour les douleurs nerveuses appelées névralgies, telles que le
tic douloureux, la sciatique nerveuse, etc.
maladies qui sont aussi fréquemment produites par la contusion des nerfs, par l'a-
bus des fonctions génitales et surtout par
les veilles prolongées et les fortes commotions morales. Le foyer morbide primitif
est ici: quelquefois dans la substance grise
cérébrale ou spinale, et dans le tissu des
ganglions du grand sympathique; plus
souvent dans le névrilème des cordons nerveux.

C. Le tissu fibreux des articulations est
le point de départ primitif des douleurs
goutteuses; et celles-ci sont ordinairement
dues à la présence accidentelle d'une trop
grande quantité de matière calcaire. Chaque

attaque goutteuse est, en effet, détermi-
née par la tendance qu'a la nature à dé-
barrasser l'organisation de cet excès de
matière calcaire.

D. Enfin, les douleurs syphilitiques sié-
gent spécialement dans le tissu fibro-os-
seux. Elles se rattachent essentiellement à
la présence contre nature dans ce tissu de
la *matière organique morbide* propre à la
syphilis.

FORMULE GÉNÉRALE

LES DOULEURS RHUMATISMALES, NERVEUSES, GOUTTEUSES ET SYPHILITIQUES.

A. *Moyens préservatifs.*

Fortifier l'organisation, et surtout le système musculaire, par un exercice modéré, mais journellement répété.

Porter des vêtemens de laine en été comme en hiver.

Bas de laine et semelles de liége dans les chaussures.

Éviter, surtout quand on est fortement échauffé, de s'asseoir ou se coucher sur l'herbe fraîche, la pierre, le marbre, le fer, etc.; comme aussi, en cet état, de prendre des bains froids, de rester inactif et de s'endormir, sans être abrité, au milieu de la fraîcheur et de la rosée de la nuit.

Donner une bonne direction aux fonctions génitales. Éviter, surtout, les excès honteux de la masturbation, le coït trop répété et toute longue excitation des organes génitaux; car, rien ne modifie autant l'action nervoso-musculaire, et n'entraîne autant de douleurs à sa suite. S'opposer aux pertes involontaires de sperme (qui ont lieu tres fréquemment chez les individus faibles et nerveux) par les travaux agricoles sagement dirigés; par l'emploi d'un régime succulent sans être excitant; par l'usage de réfrigérans locaux, et surtout de bains de siége froids; par le coucher sur un plan plutôt trop dur que trop mou, quelquefois par le mariage; en un mot, combattre par tous les moyens physiques et moraux possibles la prédominance vicieuse des organes génitaux; prédominance qui, comme je viens de le dire, exerce la plus fâcheuse influence sur les fonctions du système nerveux et du système musculaire. —

Les travaux agricoles, un régime végétal approprié, les vêtemens de laine, et l'emploi de l'apozème suivant, m'ont paru contribuer puissamment à retarder l'invasion des attaques goutteuses et même à en suspendre entièrement le cours :

Salsepareille coupée et préalablement macérée pendant douze heures dans de l'eau légèrement tiède...... demi once.
Squine................. demi once.
Racine de patience........ deux gros.
Hermodattes concassées.. deux gros.
Séné mondé............ un gros.
Réglisse en poudre......... un gros.
Phosphate de soude....... demi once.
Tartrate acidule de potasse. demi once.

- Faites bouillir le tout pendant l'espace d'une demi heure dans deux livres et demi d'eau. Filtrez ensuite, et prescrivez au malade d'en boire trois verres par jour, aussi loin des repas que possible.

L'emploi de ce moyen doit être continué pendant plusieurs mois de suite, à moins que quelque maladie des voies digestives et urinaires n'en contre-indique l'administration. C'est le dépuratif qui m'a le mieux réussi contre la goutte et la syphilis. —

Si dans un siècle de lumières et de dévoûment des savans consacrent leur vie à dépouiller le globe des maladies pestilentielles; si, avec non moins de cœur, la générosité civile fait tous ses efforts pour prévenir la famine, la maladie syphilitique, fléau plus terrible encore, plus hideux, plus destructeur, parce qu'il est plus général, n'en mérite pas moins de fixer notre attention et d'être l'objet de toutes nos sollicitudes.

Scrutant sans cesse l'action et réaction moléculaire que les corps organiques et inorganiques exercent continuellement les uns sur les autres, je viens de constater par quelques expériences faites sur l'homme et les animaux, qu'il est possible de détruire chimiquement la matière organique syphilitique avant sa transmission d'individu à individu, et par conséquent de

mettre désormais le genre humain à l'abri
de la contagion d'une maladie qui, jusqu'ici, a exercé tant de ravages, soit par
elle-même, soit par les traitemens incen-
diaires que la cupidité et l'inexpérience
lui ont opposés. C'est avec les chloro-io
dures convenablement préparés que j'ai
obtenu cet important résultat. Voici, à cet
égard, la formule dont j'ai fait usage, formule qui peut être employée aussi, avec
un égal succès, contre toutes les autres
matières organiques morbides, telles que
les matières propres à la rage, à la petite-
vérole, à la scarlatine, à la gale, à la pustule maligne, aux dartres, etc.; et que je
m'empresse de soumettre à l'examen des
praticiens, afin de réitérer autant que
possible des essais qui peuvent avoir pour
résultat le plus grand des bienfaits dont
l'art puisse doter la science, la morale et
l'humanité : *Celui de la destruction de la
maladie syphilitique et des autres maladies
contagieuses à la surface du globe.*

1° Avant l'acte conjugal, deux ou trois

lotions ou injections avec une solution de
clorure d'oxide de sodium ; et, après ces
lotions, une ou deux onctions avec la
pommade suivante :

Axonge................. 6 parties.
Chlorure d'oxide de sodium. 1 partie.
Deuto-iodure d'ydrargyrum. 1/10 partie.

Je ne suis pas le seul qui ait tenté de
pareilles expériences. M. Labaraque, célèbre inventeur des chlorures, comme
moyens d'assainissement, m'a dit avoir obtenu aussi, à peu près, les mêmes résultats
surtout contre la gale et la syphilis.

Je prouverai sous peu, dans un travail
que je prépare sur la composition et la
décomposition spontanée de la molécule
animale, que cette action destructive des
chlorures et des iodures sur les matières
animales morbides, et même sur la matière fécondante des végétaux et des animaux, comme je viens également de m'en
convaincre, ne peut être clairement inter-
prétée que par la doctrine électro-chimique organique.

B. *Moyens curatifs.*

Les douleurs rhumatismales, nerveuses, goutteuses et syphilitiques existent-elles avec fièvre, chaleur à la peau, soif, etc., employez les moyens suivans : —

D'abord, saignée générale plus ou moins copieuse, suivant l'état actuel du malade ; — quelques heures après, application d'un nombre suffisant de sangsues, à quatre ou cinq pouces de distance de la partie spécialement affectée ; — après la chute des sangsues, application permanente sur cette même partie, de cataplasmes spongieux imbibés d'eau distillée simple, légèrement tiède (1) ; — boissons et lavemens avec le même liquide ; — repos au lit ; — diète.

____

(1) Je fais faire ces cataplasmes avec de l'éponge fine bien lavée. Le bain permanent qu'ils produisent sur les parties malades, à l'aide de l'eau distillée dont ils sont continuellement imbibés, est le plus puissant anti-electro-moteur-nerveux que je connaisse.

On continue ainsi jusqu'à ce que l'excès général d'innervation est appaisé; et si, malgré tout, la douleur persiste, on peut l'enlever alors, généralement, avec assez de facilité, par l'emploi des vésicans et de l'eau de coquelicot légèrement stibiée. J'emploie aussi, avec le plus grand succès, dans cette circonstance, la formule suivante, que tout le monde peut aisément exécuter :

1o Frictionner, chaque soir, les parties douloureuses, pendant vingt minutes chaque fois, avec la main nue, et devant un feu assez fort, avec de l'eau distillée de laitue, légèrement laudanisée, et térébenthiée.

2° Immédiatement après chaque friction, recouvrez ces mêmes parties avec une triple couche de coton sec, de flanelle et de taffetas gommé. ——

Parvenues à l'état chronique, les douleurs rhumatismales, nerveuses, goutteuses et syphilitiques exigent un autre traitement. Les soins préservatifs déjà indiqués, la stimulation simultanée des deux surfaces sensitives cutanée et muqueuse, à l'effet d'entraîner au dehors la matière morbide particulière qui, par sa présence insolite, fomente sans cesse la production de la douleur, sont les moyens qui, jusqu'ici, m'ont le mieux réussi. Je dois dire, cependant, que dans l'état chronique comme dans l'état aigu, l'eau distillée produit aussi quelquefois les résultats les plus satisfaisans.

§. II.

Nouvelle théorie électro-chimique des maladies des nerfs, et particulièrement de l'hypochondrie et de l'hystérie ou vapeurs nerveuses chez la femme.

Les maladies propres au système nerveux sont extrêmement communes. Elles sont aussi extrêmement variées; car, par cela même que les cordons nerveux se distribuent partout, par cela même qu'ils sont les principaux instrumens de la vie, il n'est pas d'organe qui, une fois ou autre, ne puisse en devenir accidentellement le siége et leur imprimer des caractères divers.

Rigoureusement parlant, on pourrait même dire que toutes les maladies sont nerveuses; car il n'en est aucune où le système nerveux ne prenne une part plus ou moins active.

Cependant, pour bien s'entendre sur un sujet aussi important, je n'appelerai *ner-*

veuses que les maladies qui auront leur siége primitif dans un point quelconque du système nerveux; ou, autrement dit, que celles dont le foyer d'irradiation des courans électro-nerveux morbides, existera primitivement, soit dans le tissu du cerveau, de la moelle de l'épine ou des ganglions du grand sympathique, soit dans la texture même des cordons nerveux.

Cette distinction n'est pas à dédaigner dans la pratique de la médecine. Elle est même de la plus haute importance; car, sans elle, on s'expose fréquemment à confondre le *terme des effets* des courans électro-nerveux morbides, avec leur *point de départ*, ce qui, pour la thérapeutique, surtout, peut avoir les conséquences les plus fâcheuses.

Quoi qu'il en soit, les maladies nerveuses se présentent constamment à nos sens sous deux formes principales : tantôt par des mouvemens exagérés et des douleurs variées dans les divers appareils d'organes; (maladies nerveuses par excès d'innervation) d'autres fois, au contraire par la perte plus ou moins grande de la faculté de sentir et de se mouvoir (maladies nerveuses par défaut d'innervation. Voy. page 125)

Je ne parlerai ici que des maladies nerveuses par excès d'innervation et particulièrement de celles de ces maladies connues sous les noms d'hypochondrie et d'hystérie, ou vapeurs nerveuses chez la femme.

1° HYPOCHONDRIE.

L'Hypochondrie est propre aux deux sexes. C'est une maladie primitivement cérébrale. Ses causes les plus constantes sont l'affaiblissement physique et moral qui résulte de l'abus des fonctions génitales, et, surtout, les affections morales tristes, affections d'autant plus violentes et plus dangereuses, que le corps a été ainsi préalablement appauvri. Les altérations chroniques des organes abdominaux, qu'on observe presque constamment dans l'hypochondrie, sont plus souvent l'effet que la cause de cette maladie.

Les affections morales tristes à force
de se renouveler, à force de modifier la
texture du cerveau par l'abord accidentel
des fluides circulatoires qu'elles y déterminent, finissent par produire une véritable altération de la substance grise cérébrale. Or, tel est précisément le siége primitif de l'hypocondrie. C'est absolument
la substance grise cérébrale dans un état habituel de fluxion organique contre nature.

Si maintenant on réfléchit aux courans
électro-nerveux morbides centrifuges qui
en résultent nécessairement ; si on suit ces
courans dans leurs diverses irradiations sur
les organes des sens, sur le cœur, l'estomac,
les intestins, les ganglions du grand sympathique, les organes sécrétoires, etc.; si
on fait attention qu'en se transportant sur
ces divers organes, ces mêmes courans
vont à leur tour y modifier nécessairement
l'ordre naturel d'attraction et de répulsion
moléculaire, et donner lieu par conséquent à un rayonnement secondaire d'autres courans électro-nerveux morbides;

12*

si, dis-je, on scrute avec soin la série successive de ces divers phénomènes, de ces diverses circonstances morbides, on se rendra facilement raison des accidens nerveux sans nombre qui caractérisent l'hypocondrie.

Telle est en effet, je crois, la seule théorie raisonnable qu'on puisse donner de cette maladie extraordinaire, maladie qui est singulièrement aggravée par le rayonnement électrique qui résulte des variations atmosphériques, et qui prouve bien qu'elle est elle-même constituée par un développement anormal d'électricité vitrée ou résineuse, électricité qui cherche à se mettre en équilibre avec l'électricité contraire des corps ambians.

2° HYSTÉRIE

On a confondu à tort l'hystérie avec l'hypocondrie. Ce sont deux maladies qui, à la vérité se compliquent fréquemment, mais qui cependant diffèrent essentiellement l'une de l'autre.

L'hysterie n'atteint que la femme. C'est
une maladie de l'utérus généralement causée par l'abus des fonctions génitales, par
les irrégularités de la menstruation, ou par
une continence trop prolongée.

Rigoureusement parlant, l'hysterie n'est
donc point une maladie essentiellement
nerveuse, mais plutôt une maladie du tissu
de l'utérus. En effet, cet organe examiné soigneusement chez les femmes qui ont suc-
combé à la suite de cette affection, montre
constamment des traces d'une prédominence organique morbide.

L'utérus fluxionné ; l'utérus dans un état
d'action moléculaire organique contre nature, avec production de courans électro-
nerveux irréguliers, courans qui, par leur
irradiation sur les divers organes, y provoquent des mouvemens contre nature et
des douleurs variées : telle est donc l'histe-
rie, telle est la cause la plus fréquente des
vapeurs nerveuses chez la femme.

FORMULE GÉNÉRALE

LES DOULEURS, LES SPASMES, ET LES MOUVEMENS CON-
VULSIFS DIVERS QUI TOURMENTENT L'HOMME ET LA
FEMME HYPOCHONDRIAQUES ET LA FEMME ATTEINTE
DE VAPEURS HISTÉRIQUES.

A. *Moyens préservatifs.*

Ils ont tous pour but d'établir une juste proportion
dans l'activité des divers systèmes d'organes, et
de s'opposer par là, de bonne heure, à la prédominence vicieuse du système nerveux.

Les principaux sont :

1° d'éviter les fortes commotions morales et les contentions d'esprit trop prolongées;

2° De mener une vie calme, paisible et
autant que possible exempte de reproches.

3° D'éviter surtout les excitations trop
fréquentes et trop prolongées des organes
génitaux, ainsi que les pertes de matière
organique qui en résultent, parce que

rien n'appauvrit autant l'organisation , et ne dispose autant aux maladies nerveuses.

4° D'éviter les veilles prolongées, ainsi que la fréquentation trop assidue des bals, des spectacles, en un mot, de tout ce qui porte la sensibilité au dessus de l'état normal.

5° D'éviter le trop long séjour au lit, et dans tout lieu où règne une chaleur énervante.

6° De prendre son sommeil plutôt sur un plan trop dur que trop mou.

7° Etant bien couvert, d'habituer son corps, avec précaution, aux diverses vicissitudes de l'atmosphère

8° Pendant l'hiver, de se procurer de la chaleur, plutôt par l'exercice qu'autrement.

9° De vaquer chaque jour, autant que possible, à la marche à pied et aux travaux salutaires de l'agriculture.

10° De faire habituellement usage d'une nourriture succulente sans être excitante ; et de bannir, surtout, de sa table, le café, le thé, le poivre, la canelle, le girofle, les liqueurs alcooliques, et autres moyens électro-moteurs nerveux, nullement nécessaires à la nourriture de l'homme.

11° De régulariser, par le mariage, l'exercice des fonctions génitales, chez les individus des deux sexes forts, robustes, et qui sont naturellement portés aux distractions de Vénus.

12° Enfin, que la femme qui n'est pas en position d'être mariée, évite avec le plus grand soin les lectures passionnées et tout ce qui peut faire naître en elle des désirs vénériens non satisfaits; car ces désirs, s'accompagnant constamment d'une fluxion sanguine sur les organes génitaux, s'ils sont trop prolongés ou trop répétés, amènent nécessairement l'altération du tissu de la matrice, et par conséquent l'hystérie, l'inflammation et le cancer de cet organe, maladies en effet bien plus communes chez les femmes non mariées que chez celles qui jouissent paisiblement des attributions du mariage.

Ces divers préceptes hygiéniques sont

infiniment puissans pour se préserver des
maladies nerveuses. Ils sont aussi d'impor-
tans auxiliaires pour guérir ces maladies
quand elles sont déclarées. Il est d'autant
plus urgent de les mettre en pratique
qu'on est naturellement plus délicat, plus
impressionnable, en un mot, plus disposé
aux troubles du système nerveux.

B. *Moyens curatifs.*

Ces moyens sont moraux ou physiques, suivant la
cause particulière qui fomente la production des
maladies nerveuses.

1° *Moyens moraux.*

Ils consistent à opposer adroitement
affection morale à affection morale. C'est
ainsi qu'on substitue avec fruit la joie au
chagrin, la piété aux passions honteuses;
le courage au désespoir, l'amour-propre à
l'apathie; l'amour conjugal à l'amour mal-
heureux et mélancolique de sa patrie, etc.

Cette thérapeutique morale est de la plus
haute importance dans le traitement des

maladies nerveuses. En effet, dès que le malade éprouve une affection de l'ame contraire à celle qui le mine, il se sent soulagé, il se sent heureusement *distrait*; et si cette nouvelle affection peut se prolonger et s'enraciner, la première est détruite sans retour, ainsi que ses pernicieux effets. Que le médecin fasse donc une étude soignée du moral de l'homme (1); qu'il sache provoquer un combat utile entre les diverses passions qui captivent cet être, et sa thérapeutique sera des plus puissantes.

2° *Moyens physiques.*

Ils varient à l'infini, suivant les complications particulières que peuvent offrir les maladies nerveuses.

La saignée et la diète sont en général

_____

(1) Voyez, à cet égard, le savant ouvrage qu'un de nos philosophes les plus illustres, M. le baron Massias, vient de publier sur la physiologie et la psychologie.

des moyens pernicieux, lorsque surtout ces maladies sont le résultat de l'épuisement préalable de l'individu.

Il en est de même des bains tièdes prolongés, moyens qui paraissent calmer au premier abord, mais qui, bientôt, par l'appauvrissement organique qui les accompagne nécessairement, ne tardent pas aussi à rendre la maladie et plus longue et plus étendue.

Les bains légèrement frais et peu prolongés m'ont réussi très souvent, lorsque surtout le malade était en proie au sentiment d'une chaleur morbide incommode.

Les moyens dits antispasmodiques demandent aussi la plus grande circonspection dans leur emploi.

En général, la formule suivante produit de très bons effets contre les névralgies diverses et les altérations chroniques des voies digestives qu'on observe communément chez les névropathiques :

1° Moyens préservatifs déjà indiqués ;

2° Chaque jour, immersion prolongée

de la partie malade, tantôt dans un bain de sang et de sérosité d'animaux récemment privés de la vie, tantôt dans de l'eau distillée pure, moyens qu'on peut employer aussi en cataplasmes avec de l'éponge pilée;

3° Après chaque immersion, entourer la partie malade, même tout le tronc, au besoin, d'une triple couche de coton sec, de flanelle et de taffetas gommé;

4° Au milieu du jour, se promener autant que possible dans les champs, et même travailler un peu la terre, en augmentant graduellement la fatigue du corps;

5° Avec tout cela, vivre sans inquiétude, et prendre peu et souvent d'une nourriture succulente sans être excitante.

L'observation suivante prouve bien la puissance de cette méthode :

Madame B...., âgée de quarante-cinq ans, était belle, enjouée, spirituelle, mais aimait éperdûment les bals, les spectacles, la musique, les romans, les anecdotes amoureuses et tout ce qui porte l'action organique au-dessus du type normal. Du reste, assez délicate de constitution, se couchant tard et se levant de même, prenant pour nourriture habituelle des alimens choisis et de haut goût; très frileuse, et presque toujours au milieu d'une chaleur énervante.

A l'âge de trente-quatre ans, perte de son mari, et veuve sans enfans capables de la distraire.

Six ans après, nouvelle calamité : petite vérole qui lui ravit ses traits enchanteurs, et qui ne laisse qu'un moral affligé dans un corps profondément dégradé. Enfin, âge critique trop hâtif, annonçant une vieillesse prématurée.

Dès lors : tristesse et morosité habituelles; regrets éternels d'une beauté flétrie sans retour; espoir de se remarier et d'avoir des enfans perdu pour toujours.

Tant de malheurs ne tardèrent point à en enfanter d'autres. Quatre ou cinq mois après, après s'être entièrement éloignée de la société que jadis elle fréquentait avec tant de délices, madame B.... alors maigre, pâle, morne, triste, rêveuse, mélancolique, bizarre, coléreuse et tout ce qui annonce un moral malade, commença à éprouver des douleurs vagues sur la poitrine, entre les épaules, au creux de l'estomac et même dans les membres, avec une chaleur et une sécheresse remarquables à la paume des mains et à la plante des pieds. Bientôt s'y joignirent aussi une légère difficulté de respirer, et une toux sèche qui firent craindre l'invasion d'une phthysie pulmonaire. Enfin, après plusieurs mois de diète et de séjour au lit, l'état de la malade devint si alarmant qu'on commença à désespérer de ses jours.

Appelé à lui donner mes soins, en avril 1829, j'observai chez elle les symptômes suivans :

Maigreur des plus prononcées; teint brun jaunâtre; yeux caves et égarés; attitude générale annonçant le désespoir; insomnie; douleurs épicraniennes accompagnées d'éblouissemens, de tintemens

d'oreilles et de mouvemens convulsifs dans
les muscles de la face ; douleurs dans les
diverses régions de la poitrine et de l'abdomen, mais principalement au creux de
l'estomac et entre les épaules ; malaise intérieur par momens inexprimable ; douleurs variées des membres qui ne cessent
quelquefois qu'après plusieurs pandicula-
tions ; sueurs partielles sur la poitrine et
entre les épaules ; picotemens douloureux
à la paume des mains et à la plante des
pieds ; respiration alternativement libre ou
gênée ; picotement des narines produisant
des éternuemens fréquens et prolongés ;
rire convulsif accompagné d'un son de
voix et de quintes de toux remarquables ;
quelquefois des palpitations ; par momens,
déglutition très gênée par le ressèrrement
nerveux de l'œsophage ; vomissemens fréquens ; l'estomac supporte à peine le contact
de l'eau gommée, et même de l'eau pure ;
constipation et dévoiement alternatifs ;
besoin fréquent d'uriner ; urine claire et
limpide ; enfin, trouble général de toutes

les fonctions avec impossibilité physique
de sortir du lit.

TRAITEMENT.

1º Application, pendant quinze jours
successifs, sur toute l'étendue du tronc,
de cataplasmes spongieux continuellement
imbibés avec du sang et de la sérosité d'a-
nimaux récemment privés de vie; 2º en
même temps, immersion prolongée des
mains et des pieds dans les mêmes liquides ; 3º toutes les deux heures une cuille-
rée à bouche de gelée de muscles de veau;
4º légère solution d'osmazome pour boisson ; 5º chaque jour, en trois fois, environ
un verre de lait bouilli et presque froid.

Un mieux sensible se fait bientôt apercevoir. La malade commençant alors à
éprouver quelque espoir, devient plus
riante, plus calme et plus résignée. Des
sentimens religieux s'étant emparés tout
à coup de son esprit lui font moins mau-
dire les circonstances pénibles qui ont

présidé à ses malheurs. Il est facile de juger que l'appauvrissement organique commence déja à disparaître, et que le moral et le physique sont moins facilement terrassés par la douleur. Tout enfin fait présager la possibilité d'une guérison prochaine.

Au bout de quinze jours, le mieux continuant, et la malade pouvant déjà se lever et articuler quelques pas, je l'engage à quitter le centre de Paris et à se faire transporter dans une maison de campagne où, en plein air, elle puisse graduellement se promener au milieu des champs et se livrer petit à petit à la culture d'un jardin. Le succès a parfaitement répondu à l'attente. Après trois mois de calme moral, d'un exercice musculaire progressivement augmenté, et de l'usage d'une nourriture succulente, la guérison a été parfaite, sauf quelques douleurs névralgiques que l'eau distillée laudanisée, le coton sec, la flanelle et le taffetas gommé ont ensuite fait disparaître avec la plus grande facilité.

RÉPONSE

AU RAPPORT QUI PRÉCÈDE.

Nouveaux développemens de la doctrine phusi-
dynamique ou électro-pshyco-chimique. — Expériences directes demandées par l'Académie. —
Réfutation de l'ancien langage de l'art, et particulièrement du langage sophistique et romantique de l'École Broussainienne. — Argument
physique contre le matérialisme. — Preuves évi-
dentes que les puissances dynamiques organiques
ont une existence *sui generis* indépendante des
élémens matériels qu'elles régissent. — Nouvelle
classification des maladies de l'homme, basée sur
les résultats immédiats de l'action moléculaire
qui agite sans cesse la masse matérielle de cet
être. — Division des causes morbides en matérielles et en dynamiques. — La thérapeutique des
maladies appuyée sur de nouvelles bases. — Cinq
méthodes générales de traitement opposées à toutes
les maladies connues. — La cause des épidémies
dévoilée, ou expériences tout-à-fait concluantes
sur l'art de préserver les nations du choléra-morbus, de la peste et de toute autre maladie épidémique.

———

De quelque part qu'on se retourne dans
la nature, de quelque part qu'on dirige ses
regards, on ne voit que matière en action,

que matière en mouvement, que particules
et masses matérielles agissant et réagissant
continuellement les unes sur les autres.

Ainsi les masses planétaires les plus grandes, comme les corpuscules les plus dé-
liés ; ainsi les minéraux et les végétaux,
comme les animaux ; ainsi les diverses parties solides, liquides et gazeuses qui composent ou séparent les uns et les autres,
sont dans un état de mouvement perpétuel,
et font ainsi un *tout vivant* et animé du
grand théâtre de l'univers.

Mouvement partout et repos nulle part,
tel est donc le grand spectacle du monde,
et telle est la première vérité qui frappe
l'observateur dès que ses regards scruta-
teurs se dirigent, soit sur sa propre substance, soit sur les substances diverses qui
l'entourent.

Mais cette vérité, ainsi énoncée, n'est
jusqu'ici que l'expression d'un fait général
produit, qu'un aperçu pur et simple, et
même vague, de ce qui se passe en nous
et hors de nous.

L'esprit scrutateur veut aller plus loin dans l'examen des phénomènes naturels ; il veut autre chose que le simple aperçu de l'existence de ces phénomènes. Avide de connaissances positives, il veut remonter jusqu'à la source même de leur production, et de là parvenir, autant que possible, à la connaissance *du pourquoi* et *du comment* ils sont produits.

Telle est, ce me semble, la marche naturelle de l'esprit humain : c'est analyser irrésistiblement le rapport qui existe nécessairement entre *un effet produit* et la *cause productrice* de cet effet.

Mais cette double recherche de *cause* et *d'effet* dans l'étude des phénomènes naturels, n'est pas chose facile ; et je conçois facilement qu'il est bien plus aisé de dire simplement, par exemple, *la matière universelle se meut, l'œil voit, l'oreille entend, l'estomac digère, la matière organique est irritable, est douée d'irritabilité, est susceptible d'irritation,* etc., etc., que de dire *comment, par quels moyens* et *pourquoi* la matière universelle se meut, l'œil voit, l'oreille entend, l'estomac digère, etc., etc. Je conçois aussi que, ne voulant point se donner la peine de scruter un peu profondément ce *comment* et ce *pourquoi*, ou plutôt n'en ayant pas l'aptitude naturelle, certains esprits superficiels, qui ne se paient que de mots, rejettent ce genre de recherches, et traitent de *rêveurs*, de *métaphysiciens*, d'*onthologistes* et même de *névropathiques* (1) les esprits plus judicieux qui s'en occupent.

Au risque d'afficher un mauvais ton aujourd'hui en médecine; au risque de me faire décorer du titre de rêveur et de névropathique; ne voulant servir que la vérité, je vais tâcher d'expliquer, autant que possible, la production des phénomènes

---

(1) Ce sont les titres que M. Broussais assigne à tous les auteurs qui, malheureusement trop clairvoyans, ne veulent à aucun prix de son romantisme. Voyez, à cet égard, son ouvrage sur l'irritation et la folie, publié en 1828.

naturels, et surtout ceux de ces phénomènes relatifs aux maladies en général, et aux maladies épidémiques et contagieuses en particulier; ou, si je ne l'explique pas tout-à-fait, de prouver au moins, à la face du monde, que la manière vague et incertaine dont on l'a expliquée jusqu'ici avait besoin d'une réforme générale, et pouvait être présentée d'une manière plus philosophique et plus en rapport avec les progrès toujours croissans des sciences physiques.

La science de l'homme est aujourd'hui comme les autres sciences. Comme elles, elle a soif de vérité; comme elles, elle veut asseoir les faits sur des fondemens constans et immuables.

Le commencement du dix-neuvième siècle a répandu des flots de lumière sur les vieilles ténèbres de la chimie et de la physique. Le même flambeau qui vient d'éclairer ces branches importantes des connaissances humaines, fait déjà luire ses rayons sur les autres parties des sciences naturelles. Un effort irrésistible tend à débrouiller le chaos de l'erreur et du mensonge , la vérité universelle tend à voir le jour, et le romantisme, son ennemi naturel, perd chaque jour de son influence et de ses prestiges.

Il est tems d'examiner sérieusement ce qu'on peut et ce qu'on doit entendre par *irritation, abirritation, irritation* ou *stimulation conduite par les nerfs, inflammation des vaisseaux rouges et des vaisseaux blancs, propriétés vitales exaltées*, et autres expressions aussi vagues substituées par M. le docteur Broussais à l'ancien langage de l'art; il est tems d'opposer à ces chimères physio-pathologiques, à ces entités gratuitement corporisées, des principes constans et immuables, des principes que la science puisse toujours consulter avec fruit. Il est tems enfin de substituer la vérité aux exagérations (1), et d'asseoir désormais la

(1) Les exagérations les plus nuisibles, les plus redoutables, et que la vérité médicale repousse le plus, sont, sans contredit, celles que professe M. le

médecine sur les inductions sacrées de la nature.

Tel est le but de la nouvelle classification nosologique suivante, classification que je déduis des effets immédiats qui résultent de l'action chimique qui agite sans cesse la masse matérielle de l'homme, et que, par cela même (parce qu'il est impossible de remonter plus haut), je regarde comme irréfutable, et comme supérieure à toutes

---

docteur Broussais : M. Broussais, dont l'inconcevable romantisme et l'éloquence dangereuse ont jusqu'ici fait tant de mal à la science de l'homme, et mis tant de confusion dans les vrais principes de l'art de guérir.

Je n'ai qu'une arme à opposer à M. Broussais : c'est la vérité. C'est avec la vérité que je vais m'efforcer de combattre ses prétentions exagérées, et ses argumens sophistiques et dangereux.

Je n'ai pas, du reste, d'animosité particulière contre M. Broussais. Si je prends la plume contre ce médecin célèbre, c'est uniquement dans l'intérêt de l'humanité, et pour tâcher d'entraver la marche déjà trop rapide de ses erreurs.

les classifications qui ont été émises depuis
Hippocrate jusqu'à nos jours, et particu-
lièrement à celles qui ont été adoptées par
Sauvages, Brown, Cullen, Baumes, Pinel,
MM. Richerand, Broussais, Alibert, etc.

NOUVELLE CLASSIFICATION

DES MALADIES ET DES MÉTHODES THÉRAPEUTIQUES DE L'HOMME.

§ Ier.

Nouvelle classification des maladies en général.

L'ACTION chimique ou moléculaire organique qui agite sans cesse la masse matérielle de l'homme, peut donner lieu à deux genres opposés de produits organiques ; savoir : à des *produits organiques naturels,* et à des *produits organiques contre nature.*

Les *produits organiques naturels* sont utiles, nécessaires, indispensables à l'existence de l'homme. Ce sont, à proprement parler, les diverses parties solides et liquides, dont l'ensemble coordonné constitue l'organisation de cet être. Le maintien de la vie se rattache entièrement à la formation et au renouvellement successifs de ces produits, et la santé est l'expression générale de la régularité de cette formation.

Tels sont les os, les muscles, les nerfs, les vaisseaux, les ligamens, les cartilages, les membranes fibreuses, muqueuses et séreuses, etc. ; les humeurs sanguine, biliaire, spermatique, salivaire, muqueuse, séreuse, urinaire ; les principes colorans du sang, de la bile, etc. ; les sels terreux organiques, etc., etc. : tous produits nés sous l'influence immédiate de l'action chimique organique, et qui, comme on le verra plus loin, sans cesser d'être naturels, peuvent néanmoins se trouver en excès ou en défaut dans l'organisation, et constituer deux classes nombreuses de maladies.

Les produits organiques contre nature sont, au contraire, nuisibles à l'existence de l'homme et au maintien général de l'état sain. Insolites comme le travail chimique d'où ils émanent, ils dérangent plus ou moins, par leur présence, l'harmonie naturelle qui doit exister habituellement entre les solides et les fluides, et peuvent même, suivant leur degré d'étendue et d'intensité, compromettre plus ou moins directement le rhythme normal des fonctions vitales.

Les molécules de ces produits, circulant et se combinant avec les molécules naturelles, peuvent en effet amener les maladies les plus variées, et souvent les plus réfractaires à l'action des moyens de l'art. Tels sont les produits propres à la dartre, à la syphilis, au cancer, à la variole, à la rougeole, à l'érysipèle, à la gale, à la scarlatine, à la phthisie pulmonaire mélanée et tuberculeuse, aux hydatides, à la rage, aux morsures des reptiles et insectes venimeux, à la fièvre jaune, au typhus d'Orient, au typhus d'hôpital, au choléra-morbus, qui fait maintenant frémir le globe, et à tant d'autres maladies sporadiques, épidémiques ou contagieuses, dont les causes premières nous sont encore inconnues.

Partant de ces données, que je regarde comme fondamentales de la science de l'homme, je divise toutes les maladies en cinq grandes classes, savoir : 1° En *maladies par excès de matière organique naturelle ;*

2° en *maladies par défaut de matière organique naturelle* ; 3° en *maladies par excès de matière organique naturelle, et, en même tems, présence de quelque matière organique contre nature* ; 4° en *maladies par défaut de matière organique naturelle, et, en même tems, présence de quelque matière organique contre nature* ; 5° enfin, en *maladies par déplacement, réunion ou division contre nature d'organes*.

Je donne aux maladies de la première classe le nom générique d'HIPER-ORGANIQUES ; à celles de la deuxième, celui d'HIPO-ORGANIQUES ; à celles de la troisième, celui d'HIPER-PSEUDO-ORGANIQUES ; à celles de la quatrième, celui d'HIPO PSEUDO-ORGANIQUES ; enfin, à celles de la cinquième, celui d'ATACTO-ORGANIQUES.

PREMIÈRE CLASSE.

Maladies hiper-organiques, ou avec excès de matière organique naturelle.

Ces maladies, toutes produites par une surabondance plus ou moins grande de matière organique naturelle, comprennent la pléthore sanguine générale ou locale, les diverses tuméfactions, les diverses hydropisies, ce qu'on appelle vaguement maladies inflammatoires, etc., etc.

Comme elles peuvent se réaliser dans une étendue plus ou moins grande de l'organisation, je les subdivise en générales et en locales; enfin, comme elles peuvent affecter d'une manière spéciale, tantôt les divers tissus, tantôt les divers fluides ou humeurs, j'en distingue autant d'espèces qu'il y a de ces tissus ou de ces fluides.

Je propose d'appeler hyper-poly-organiques, les maladies qui affectent en même tems plusieurs systèmes d'organes, et hiper-mono-organiques celles qui n'atteignent à-la-fois qu'un tissu ou qu'une humeur.

Les maladies hiper-poly-organiques sont les plus communes; car dans ce qu'on appelle inflammations, engorgemens, embonpoint maladif, etc., il est rare que plusieurs tissus et même plusieurs fluides ne se trouvent en même tems affectés.

Il y a cependant beaucoup de maladies *hiper-mono-organiques*, c'est-à-dire qui n'atteignent à-la-fois qu'un tissu ou qu'une humeur, du moins au commencement de leur invasion.

Les principales et les plus faciles à distinguer sont : 1° L'*hiper-organie vasculaire* (hémorroïdes, varices, varicocèles, anévryemes, fongus hémathodes, phlébites, inflammations des vaisseaux lymphatiques, etc.).

2° L'*hiper-organie nerveuse* (nodosités nerveuses, névrites, névralgies, etc.).

3° L'*hiper-organie musculaire* (tétanos, contractures musculaires, convulsions, rhumatismes, etc.).

4° L'*hiper-organie osseuse* (exostoses, hyperthrophies osseuses, ostéomalaxies, etc.).

5° L'*hiper-organie sanguine* (pléthores générales ou locales, coups de sang, apoplexies, hémorragies diverses, etc.).

6° L'*hiper-organie séreuse* (hydropisies, scrophules, etc.).

(211)

7° L'*hiper-organie bilieuse* (jaunisses, vomissemens et selles bilieuses, etc.).

8° L'*hiper-organie muqueuse* (glaires, sa-
livations, pertes blanches ou leucorrhées,
blennorrhées, etc.).

9° L'*hiper-organie urinaire* (diabètes).

10° L'*hiper-organie spermatique* (sper-
matorrhées). . .

11° L'*hiper-organie calcaire ou terreuse*
(gouttes, concrétions calcaires articulaires,
gravelles, calculs, etc., etc.).

12° L'*hiper-organie gazeuse* (borboryg-
mes, flatuosités, tympanites, etc.).

DEUXIÈME CLASSE.

*Maladies hypo-organiques, ou avec défaut de ma-
tière organique naturelle.*

La cause essentielle des maladies hypo-
organiques est la diminution plus ou moins
grande de la quantité de matière organique naturelle, nécessaire au maintien de
l'existence de l'homme.

Il y a, à proprement parler, appauvrissement organique, manque de matière, *anorganie*.

Telles sont les maladies qui se déclarent à la suite d'hémorragies abondantes, de sueurs, selles et urines excessives, et autres évacuations quelconques ; de veilles prolongées, d'une nourriture peu succulente et de mauvaise qualité ; d'une longue diète, du repos trop prolongé de certains organes, de l'abus des fonctions génitales, de l'ablation de certaines parties organiques à la suite d'opérations chirurgicales, etc., etc.

Ces maladies sont pour le moins aussi communes que les précédentes. Très-souvent même les maladies hiper-organiques deviennent hipo-organiques vers le milieu ou vers la fin de leurs périodes. Entièrement méconnues par les partisans de la doctrine Broussainienne, elles deviennent de plus en plus meurtrières sous l'influence pernicieuse de la méthode dite antiphlogistique.

De même que les maladies hiper-organiques, elles peuvent affecter en même tems une étendue plus ou moins grande de l'organisation, ou se borner à telle ou telle partie solide, à telle ou telle partie fluide. Les subdivisions sont, par conséquent, les mêmes que dans les maladies hiper-organiques.

TROISIÈME CLASSE.

Maladies hiper-pseudo-organiques, ou avec excès de matière organique naturelle, et, en même tems, présence de quelque matière organique fausse ou contre nature.

Les maladies de cette classe sont aussi très-communes. Elles sont en général longues et difficiles à guérir, à cause de la présence accidentelle de la matière organique morbide particulière qui en fomente la production.

Toutes les maladies hiper-organiques pouvant être du reste compliquées de la présence de cette matière fortuite, on sent que les subdivisions restent encore les mêmes. Ainsi, il y a des maladies *hiper-pseudo-poly-organiques*, comme il y a des maladies *hiper – pseudo – mono – organiques*, etc.

QUATRIÈME CLASSE.

Maladies hipo-pseudo-organiques, ou avec défaut de matière organique naturelle, et, en même tems, présence de quelque matière organique fausse ou contre nature.

Les maladies de cette classe ne sont absolument que les maladies hipo-organiques compliquées de la présence de quelque matière organique contre nature. Ainsi, par exemple, un amaigrissement général ou local, entretenu ou provoqué par une affection dartreuse, cancéreuse, syphilitique ou autre, est une maladie hipo-pseudo-organique générale ou locale, etc.

CINQUIÈME ET DERNIÈRE CLASSE.

Maladies atacto-organiques, ou avec simple désordre organique.

Dans ces maladies, il n'y a ni excès, ni défaut de matière organique naturelle, ni même présence de quelque matière organique contre nature : il y a simplement déplacement, réunion ou division des organes naturels. Telles sont les maladies connues sous les noms de fractures, luxations, hernies, becs-de-lièvre, etc., etc.

Je donne à toutes ces maladies le nom commun d'atacto-organiques, parce qu'elles consistent toutes en un simple désordre dans l'harmonie organique.

Les maladies des cinq classes que nous venons d'examiner ne se présentent pas toujours à l'état simple. Presque toujours, au contraire, elles revêtent tour-à-tour les caractères les plus variés, et se compliquent entre elles d'une foule de manières. Ainsi, telle maladie qui paraît hiper-organique au moment de son invasion, peut devenir bientôt hipo-organique, par suite d'un régime trop sévère, ou de quelque perte accidentelle et trop intense de matière organique. On sent combien il est important de préciser ces différences dans la pratique de la médecine ; car malheur à l'homme de l'art qui les ignore ; le ma-

lade soumis à ses soins ne tarde pas à en
être la victime par l'appauvrissement inop-
portun des divers systèmes d'organes.

Tel est cependant le reproche général
qui s'adresse naturellement aux partisans
de l'école Broussainienne. Sans cesse égarés par le langage sophistique de leur maî-
tre (irritation, abirritation, exaltation des
propriétés vitales, etc.), ils rapportent
presque toutes les maladies à l'hiper-organie (que ces expressions vagues semblent
toujours annoncer); et, sous l'influence
malheureuse de cette méprise, font chaque jour des milliers de victimes, en
employant constamment la méthode dite
antiphlogistique, méthode qu'on ne peut
réellement opposer avec succès qu'aux maladies hipér-organiques, et seulement à
celles de ces maladies qui sont en même
tems hiper-dynamiques, c'est-à-dire avec
excès de vie ou de mouvement.

Les maladies hipo-organiques et les maladies hiper et hipo-pseudo-organiques
sont donc en grande partie méconnues par

la médecine dite physiologique ou d'irritation. On ne sera donc point étonné
d'entendre professer aux médecins physiologistes que la syphilis, la variole, la rougeole, etc., ne sont que des irritations.

PHYSIONOMIE VITALE

OU DYNAMIQUE DES MALADIES.

Nous venons d'examiner les maladies du
corps humain sous le rapport de leur physionomie matérielle, c'est-à-dire sous le
simple rapport des phénomènes matériels
qui les caractérisent. Une autre étude, non
moins importante, va maintenant nous occuper : c'est celle de leur physionomie vitale ou dynamique.

Envisagées sous ce nouveau point de
vue, les maladies de toutes les classes peuvent se présenter sous deux physionomies
différentes et opposées, savoir, tantôt par
excès, d'autres fois par *défaut de vie* ou de
mouvement.

Je donne le nom d'*hiper-dynamiques* aux
maladies quelconques qui se manifestent

avec un mouvement vital plus intense que dans l'état normal, et celui d'*hipo-dynamiques* à celles, au contraire, qui s'accompagnent d'une diminution plus ou moins grande dans la production de la contractilité et de la sensibilité organiques.

Il est facile de pressentir que l'excès ou le défaut de vie, dans ces deux cas, peut offrir une foule de degrés, et constituer les maladies les plus variées.

Ce sujet me paraît du reste si important, surtout sous le rapport de la thérapeutique, que je crois nécessaire de l'examiner séparément, et d'une manière relative à chaque classe de maladies.

1° *De l'état de la vie dans les maladies hiper-organiques, ou par excès de matière organique naturelle.*

Y a-t-il excès de vie, de mouvement ou d'innervation , toutes les fois qu'il y a hiper-organie , ou excès de matière ? Je réponds négativement à cette question. En effet, il est une foule de cas où l'hiper-

organie au lieu d'être accompagnée d'iper-
dynamie, présente au contraire des phénomènes hipo-dynamiques ou avec diminution ou défaut de vie. Tels sont, par
exemple, certains engorgemens œdéma-
teux, certains abcès appelés froids, l'hiper-
organie de la pulpe cérébrale, toujours suivie, comme on sait, d'une diminution plus
ou moins grande dans la faculté de sentir
et de se mouvoir, etc., etc.

Il peut donc y avoir des maladies hipo-
dynamiques ou avec faiblesse coïncidant
avec certaines hiper-organies ; ce qui nous
démontre que la production de la sensibilité et du mouvement n'est pas toujours
absolument relative à la quantité de molécules organiques accumulées, mais plutôt au mode d'arrangement et à la nature
de ces molécules, et surtout à l'activité
plus ou moins grande du principe régulateur organique.

En général, l'hiper-organie sanguine
est suivie d'une hiper-dynamie correspon-
dante, tandis que les hiper-organies sé-

reuses, muqueuses, bilieuses, urinaires, etc., sont au contraire presque toujours accompagnées d'hipo-dynamie. Cela
dépend, comme je l'ai démontré dans le
commencement de cet ouvrage, de ce que
la production du mouvement ne se rattache qu'à l'action chimique du sang artériel
sur les divers tissus qui composent nos organes, action dont l'effet immédiat est en
effet le développement du fluide électro-
nerveux, fluide qui est essentiellement moteur.

2°. *De l'état de la vie dans les maladies hipo-organiques.*

Ce qui prouve bien que la dose de vie
dont nous jouissons n'est pas toujours en
rapport direct avec la dose de matière que
cette vie anime, ce sont certaines maladies
hipo-organiques, maladies dans lesquelles
en effet, malgré que la matière paraisse
très-appauvrie, les mouvemens vitaux n'en
sont pas moins quelquefois et bien plus
multipliés et bien plus intenses que dans l'é-

tat naturel. Il y a donc de véritables maladies *hipo-organi-hiper-dynamiques*, et
la plupart des maladies dites nerveuses
par exemple, sont de ce genre. Aussi
voyons-nous la soustration de la matière
être généralement nuisible dans ces maladies.

3° *De l'état de la vie dans les maladies hiper-pseudo et hipo-pseudo-organiques.*

Quoique la nature et le mode d'action
de la plupart des matières organiques contre nature soient encore peu connus, on
peut dire cependant d'une manière générale que ces matières sont plutôt des agens
hiper-dynamiques que des agens hipo-dynamiques. En effet, leur présence au milieu des molécules organiques naturelles, et
surtout au milieu des molécules sanguines
artérielles, détermine l'accumulation accidentelle de ces molécules ; ce qui, par conséquent, est généralement cause d'hiper-
dynamie et dégénère en *hiper-pseudo-or-
gani-hiper-dynamie.*

Mais que l'on ne s'y méprenne pas, l'hiper-dynamie est, dans certains cas, d'une bien courte durée. En effet, l'hipo-dynamie la plus complète succède quelquefois presque à l'instant même à cet excès de vie apparent ; c'est ce qui arrive par exemple dans le choléra-morbus qui afflige maintenant l'Europe. Au moment de l'invasion de cette maladie il y a bien apparence d'*hiper-pseudo-hiper-dynamie* ; mais on ne tarde pas à reconnaître bientôt l'*hipo-dynamie* la mieux caractérisée, hipo-dynamie d'autant plus grave, que l'individu qui en est atteint est plus appauvri par d'autres maladies ou par l'usage prolongé d'une nourriture peu substantielle.

J'expliquerai plus loin, à l'article causes, cette manière d'agir de certaines matières organiques contre nature.

§ II.

Nouvelle classification des causes morbifiques, ou
nouveaux élémens d'étiologie.

Je divise toutes les causes capables de
troubler la santé de l'homme en deux grandes classes, savoir : en causes *matérielles*,
et en causes *dynamiques*.

PREMIÈRE CLASSE.

Causes matérielles.

Ce sont les divers corps pondérables
simples, composés ou surcomposés, qui,
par leur ensemble, constituent l'univers ;
ces divers corps pouvant être du reste solides, liquides ou gazeux, minéraux, végétaux ou animaux ; enfin, externes ou internes, suivant que, venus du dehors, ils
agissent seulement sur les surfaces cutanées
et muqueuses de l'organisation en général ;
ou suivant qu'étant partie constituante de
cette même organisation, ou s'y étant introduits par la voie de l'absorption, ils
agissent sur les divers points des tissus or-

ganiques avec lesquels les fluides circulatoires les mettent sans cesse en contact.

C'est donc au milieu des corps nombreux
qui l'entourent, c'est donc dans les combinaisons même de sa propre substance,
que l'homme trouve les sources infiniment
variées de sa conservation et de sa destruction.

Alors, que de causes encore inconnues,
que de particules organiques ou inorganiques gazeuses et invisibles, répandues dans
l'air et dans les alimens, ou logées dans nos
propres organes, dont les propriétés et le
mode d'action se dérobent encore à nos
moyens d'investigation !

Espérons cependant que la science des
causes une fois basée sur les principes de
la médecine phusi-dynamique et purgée
surtout du romantisme de la doctrine dite
physiologique, prendra un nouvel essor et
fournira des inductions plus utiles à la thérapeutique.

DEUXIÈME CLASSE.

Causes dynamiques.

Cette classe comprend 1° l'ame et les diverses affections dont elle est susceptible ; 2° la puissance dite électrique et ses propriétés lumineuse et calorifique.

A. *Action des causes matérielles sur le corps vivant.*

Les causes matérielles quelles qu'elles soient, n'ont d'efficacité qu'autant qu'elles sont mises en *contact* avec un point quelconque de l'organisation de l'homme vivant. Or, voici les phénomènes qui peuvent résulter de ce contact, phénomènes qui sont les maladies proprement dites : 1° Il y a d'abord, ainsi que je l'ai avancé dans la deuxième partie de cet ouvrage, accumulation plus ou moins grande de molécules organiques fluides à l'endroit même où se réalise le contact ; 2° par conséquent, changement dans les proportions et les rapports naturels de ces molécules ; 3° par suite de ce changement , combinaisons moléculaires autres que celles qui se bornent à reproduire les organes ; 4° en même tems dégagement inévitable de fluide électrique et de calorique (car on sait qu'il ne s'opère jamais de combinaison, ni même de simple contact matériel, sans ce dégagement) ; 5° produits organiques nouveaux, engendrés par les combinaisons moléculaires ci-dessus, produits qui ne sont quelquefois qu'une exagération de ceux qui constituent nos organes, mais qui souvent aussi sont absolument étrangers à l'être chez lequel ils se forment; (*voyez* les principes qui ont servi de base à ma nouvelle classification nosologique); 6° fièvre ou trouble général des fonctions, quand les courans électro-nerveux sont assez intenses pour arriver jusqu'au cœur ; 7° fièvre locale, quand ces mêmes courans se bornent à activer la contraction des vaisseaux capillaires artériels de la partie effectée ; 8° enfin, destruction plus ou moins complète de cette partie, quand les désordres ci-dessus sont portés au-delà de toute limite.

Tels sont en effet les principaux phénomènes qui peuvent résulter du contact
d'une cause matérielle quelconque sur nos
organes , phénomènes qui varient au reste
à l'infini , suivant la nature particulière de
cette cause, et suivant l'état actuel de la
partie organique sur laquelle elle agit.

Il est des causes matérielles dont l'action
électro-motrice est tellement énergique ,
qu'il suffit de les mettre en contact avec
certains de nos organes (les membranes
muqueuses par exemple), pour qu'à l'instant même, à cause de la grande quantité
de fluide électrique qui se dégage, il en
résulte les désordres les plus graves et
même la mort. Tels sont l'acide-hydrocya-
nique, et beaucoup de matières animales répandues dans l'air. Telle est aussi très-probablement la manière d'agir des particules
organiques qui se dégagent des individus
atteints du choléra-morbus ; car on sait que
très-souvent les malades succombent à l'instant même ou peu de tems après la contagion.

Enfin, chose extraordinaire et bien difficile à expliquer, il est des matières organiques particulières qui aussitôt ou peu de
tems après leur absorption, reproduisent
constamment des maladies semblables à
celles qui leur ont donné naissance. Telles
sont, par exemple, les matières organiques
contre-nature appelées virus syphilitique,
virus rabique, virus variolique, etc., etc.;
matières qui, à l'instar de la matière sémi-
nale, ont réellement la faculté de se reproduire et de se perpétuer par une espèce de
génération.

Tant de variétés dans la nature et le
mode d'action des causes matérielles sans
nombre qui peuvent nous influencer, font
de l'étiologie une des parties les plus importantes de l'art de guérir; et c'est une
erreur bien inconcevable, commise par
M. Broussais, que d'avoir voulu rattacher
ce mode d'action si varié à une vaine entité métaphysique connue sous le nom d'irritation.

Je veux bien qu'on emploie le mot *irri-*

tation ou *stimulation* (1) pour exprimer la
circonstance du contact d'une cause maté—

---

(1) Le mot *stimulation* n'exprime que l'action
de *stimuler*. Par stimuler, irriter, titiller, agacer,
exciter, etc., on ne peut entendre que l'action même
de mettre les élémens organiques et inorganiques
fortuitement en contact.

Dire maintenant que l'irritation ou la stimulation sont *conduites* par les nerfs, c'est donc tomber
dans un sophisme capital, car c'est prendre la circonstance de la production d'un effet pour cet effet
lui-même. En effet, pour que la stimulation *pût
être conduite* par les nerfs, il faudrait qu'elle fût
corps ou *portion de corps* (car pour puvoir *être conduit*, il faut *nécessairement exister*); ce qui n'est
pas, puisqu'elle n'est qu'une expression métaphysique propre à désigner, et uniquement à désigner,
la circonstance de la production d'un contact.

Non ce n'est point la stimulation qui est conduite par les nerfs, mais bien *l'effet* du contact
matériel fortuit, contact qui est exprimé par le mot
stimulation. Or cet effet est bien certainement
le développement d'un courant de fluide électro-
nerveux, courant qui, lui-même, peut être considéré alors comme corps existant, corps *sui generis*,
corps capable, à son tour, de stimuler les parties

15

rielle quelconque sur nos organes ; mais une fois le contact produit, je veux qu'on laisse ces vains mots de côté, pour ne plus s'occuper que des résultats infiniment variés de ce contact. C'est alors seulement que s'ouvre devant soi un vaste champ d'observation, champ difficile à défricher et où l'on est obligé tour-à-tour, tantôt d'ôter, tantôt d'ajouter, tantôt de transformer de la matière par mille procédés divers. C'est le champ médical où la médecine dite *physiologique* a fait de si tristes plantations !

---

sur lesquelles il se transporte, c'est-à-dire d'y modifier l'ordre naturel d'attraction ou de répulsion moléculaire.

Telles sont précisément les bases de ma doctrine, doctrine nullement métaphysique, comme l'ont avancé ceux qui ne l'ont point encore méditée, mais au contraire tout-à-fait anti-métaphysique, tout-à-fait ennemie des entités qu'elle détruit sans retour.

B. *Action des causes dynamiques sur le corps vivant.*

Les causes dynamiques capables de troubler l'ordre naturel des fonctions sont, comme je l'ai déjà dit, l'ame et ses diverses affections, et le fluide électrique et ses propriétés lumineuse et calorifique. Je vais examiner séparément la manière dont ces deux puissances générales peuvent devenir causes de maladie.

1° *Action morbifique de l'ame sur le corps vivant.*

Quel que soit le nom qu'on donne aux forces qui produisent et règlent les divers mouvemens organiques pour les faire servir au bien-être et à la conservation de l'homme, il n'en est pas moins vrai qu'on est obligé d'en reconnaître l'existence, et que l'espèce de matérialisme dont la plupart des médecins et des philosophes de notre époque ont l'air de vouloir envelopper la science de l'homme, n'est, aux yeux d'un bon observateur, qu'une vaine chimère et qu'un système erroné repoussé par toute saine logique (1).

En effet, de quelque part qu'on se retourne, jamais la structure organique ne pourra donner la raison suffisante de la régularité et de l'ordre calculé de ses mouvemens ; jamais surtout l'idée de rapport, le souvenir des choses passées, les divers actes intellectuels, en un mot, ne seront accessibles à aucune interprétation matérielle.

Je mets donc en fait qu'il y a autre chose que matière dans l'homme vivant, et que les prétendues propriétés vitales (irritabi-

____

(1) M. Broussais surtout, dans son ouvrage sur l'*Irritation et la Folie*, publié en 1828, s'est déclaré formellement contre l'existence de tout principe dynamique distinct des organes ; et, après une longue suite de raisonnemens plus ou moins heureux, a proclamé le bloc matériel de l'homme (sillonné dans tous les sens par l'*entité irritation*) comme seul constitutif de l'homme. Heureusement pour le genre humin, cet ouvrage n'est *qu'une grande folie* publiée par M. Broussais.

lité et sensibilité) qu'on dit n'être que des propriétés *inhérentes* à la matière organique, et avec lesquelles on croit tout dire, tout expliquer, ne sont que des fables physiologiques.

L'argumentation suivante mettra, je l'espère, cette vérité dans tout son jour. Je l'adresse spécialement aux principaux soutiens du matérialisme en France, et particulièrement à MM. les docteurs Broussais, Rostan et Adelon, dont les principes, comme on sait, tendent à exclure de la science toute idée de puissance dynamique distincte de la matière.

ARGUMENTATION PHYSIQUE

CONTRE LE MATÉRIALISME.

On pourrait supposer que l'homme vivant n'est que matière s'il n'était qu'un tout continu, qu'un même élément, qu'une même substance, qu'un même bloc matériel, enfin, qu'un *tout homogène* sans distinction de parties; mais comme, au contraire, l'homme vivant est peut-être

l'agrégat le plus compliqué et le plus composé de l'univers ; comme , loin d'être un
simple tout continu et homogène , il est ,
au contraire , essentiellement formé par
l'association d'une infinité de parties et de
particules séparées et hétérogènes : pour
que toutes ces parties et particules *restent
associées* pour la conservation de la masse
entière , il faut bien *nécessairement* qu'un
lien particulier les unisse ; que *quelque
chose* s'échappe ou plutôt *s'étende* d'une
partie et d'une particule à l'autre pour en
opérer l'union , l'enchaînement ; enfin ,
que *quelque chose les force à entrer en relation* et les maintienne sous la dépendance
mutuelle les unes des autres : or, ce *lien* ,
ce *quelque chose* (peu importe le nom) qui
franchit l'espace qui sépare les diverses
molécules organiques, et auquel M. Broussais et les autres matérialistes n'ont jamais
songé, est précisément *l'agent vital ou dynamique* qui agite la matière de l'homme,
agent dont je proclame aujourd'hui l'existence *sui generis*, et que je regarde, non

comme une simple propriété inhérente à la matière, mais au contraire comme tout-à-fait distinct et indépendant de cette matière.

Sans la présence de cet agent dynamique qui pénètre donc toutes les molécules organiques pour les enchaîner et les mettre en relation, il nous serait impossible d'avoir la conscience instantanée de toutes les parties qui nous composent; chaque atome d'organe serait un être à part et sans influence aucune sur les autres atomes; aucune liaison organique n'existerait; l'inertie la plus complète serait le seul attribut de la masse matérielle de l'homme; enfin, cet être admirable pourrait être assimilé à un sac de poussière dont les divers atomes sont absolument séparés et sans action les uns sur les autres.

En effet, rien pour rien. Si l'impression éprouvée par une molécule organique quelconque, se transmet de proche en proche aux autres molécules plus ou moins éloignées, il faut nécessairement qu'une puissance particulière soit l'agent de cette transmission ; car ce n'est pas la molécule primitivement affectée qui se transporte alors elle-même chez les autres molécules, pour leur faire part de l'impression qu'elle vient de recevoir. Peut-on penser, par exemple, que la plante du pied, chatouillée, va dire elle-même au cerveau qu'elle est chatouillée, et qu'elle le prie de vouloir bien faire exécuter les mouvemens nécessaires pour éloigner l'agent qui la chatouille ? Non, tant s'en faut. La plante du pied reste alors parfaitement à sa place habituelle, et cependant le cerveau est instruit à l'instant même de l'impression pénible qu'elle éprouve. Si donc le cerveau en est instruit, M. Broussais pourrait-il me dire à l'aide de quel moyen ? Dira-t-il que c'est à l'aide de *l'irritabilité* qui est *inhérente à la matière du pied ?* Mais comment est-il possible que l'irritabilité, qui n'est qu'une propriété *inhérente* à la matière du pied, puisse se transporter à la tête *sans cette matière ?* Si elle peut s'y transporter

sans cette matière , elle peut donc s'en séparer, s'en détacher ?

Mais, non (dira peut-être M. Broussais),
ce n'est pas l'irritabilité de la plante du
pied qui se transporte alors au cerveau ;
mais bien *l'irritation* ou la *stimulation* que
cette plante vient d'éprouver en vertu de
sa propriété irritable. Mais qu'est l'irritation pour pouvoir être conduite ou transportée au cerveau sans la matière qui
vient de l'éprouver ? Il me semble que pour
pouvoir être *conduit ou transporté*, il faut
nécessairement exister. Or, l'irritation n'est
pas un corps existant ; ce n'est qu'une expression propre à désigner le contact d'un
ou plusieurs corps sur nos organes : donc
elle ne saurait être transportée.

Enfin, M. Broussais et ses partisans
pourront peut-être avoir recours au système des vibrations moléculaires pour expliquer le phénomène de la transmission
des impressions. Ne voulant pas absolument qu'il y ait un *agent dynamique* distinct de la matière , ils pourront prétendre

peut-être que le *choc* éprouvé par la première molécule se communique de proche en proche aux autres molécules, et que c'est ainsi que se transmet, dans tous les cas, une impression quelconque.

S'il en était ainsi, M. Broussais voudrait-il bien me dire comment, dans le souvenir subit d'une idée passée, par exemple, le premier choc se produit, et quel est l'agent matériel qui le produit ? ou, autrement dit, quel est l'agent qui frappe alors le premier les molécules cérébrales, et qui fait que l'ébranlement éprouvé par ces molécules s'irradie plutôt vers telle partie que vers telle autre ?

Il est impossible de s'en tirer. Aucune considération matériellle ne peut rendre raison de la vie et surtout de la formation des idées dans le cerveau, et de l'irradiation de ces idées ou de leurs effets sur les autres parties.

En effet, je suppose qu'une idée se forme d'abord dans un même atome de matière cérébrale; par exemple, dans l'atome A, représenté par O : pour que cette idée se propage aux autres atomes de matière cérébrale et successivement aux divers atomes des autres parties du corps, il faut nécessairement qu'il y ait dans l'atome A, représenté par O, quelque chose qui n'est pas O, qui n'est pas de même nature que O, qu'on ne peut pas dire *propriété de O*; car si cela n'était pas, il faudrait que les divers atomes se déplaçassent, se portassent nécessairement les uns vers les autres, et même se confondissent les uns dans les autres, ce qui implique contradiction avec toutes les idées que nous avons sur l'impénétrabilité de la matière.

Donc, si la puissance dynamique qui existe dans la molécule organique A, peut s'étendre jusqu'à la molécule B, sans pour cela que A se porte vers B, ni B vers A, cette puissance est *une sui generis* et *indépendante* au moins dans *l'intervalle* qui sépare A de B ; intervalle qui fait que A et B sont deux corps distincts.

Donc cette puissance ne saurait être re-

gardée comme une simple propriété inhérente à la matière, attendu que s'il en était
ainsi elle ne pourrait se déplacer qu'avec
cette matière.

Donc vie et organisation sont deux choses essentiellement distinctes, et simplement unies pour perpétuer l'existence des
être animés.

Donc les prétendues propriétés vitales
admises pár Bichat, et la prétendue irritabilité attribuée par Haller à la fibre musculaire, et par M. Broussais à toute molécule organique, ne sont que de vaines
chimères.

Donc la médecine dite physiologique,
entièrement basée sur la supposition de
cette irritabilité, n'est qu'un échafaudage
sans fondement.

Telle est la matière en général et la matière organique en particulier, et telle est
la cause dynamique qui en opère l'union
et le mouvement. La première est passive
et destinée à obéir ; la seconde essentiellement active et destinée à régir et comman-

der. Cette double considération constitue la véritable étude de l'univers. Elle sert aussi de fondement à ma nouvelle doctrine médicale, doctrine que par cela même j'appelle *phusi-dynamique*.

Mais il ne suffit pas d'avoir prouvé qu'il y a autre chose que matière dans l'homme vivant; il ne suffit pas d'avoir démontré que vie et organisation sont deux choses différentes. Il nous reste à examiner maintenant si cette vie se rattache à l'action d'un agent dynamique seulement, ou si elle en reconnaît plusieurs.

Mon opinion bien tranchée à cet égard est qu'il existe au moins deux agens dynamiques distincts. Ce sont, selon moi : 1° l'ame ou agent dynamique intelligent et régulateur; 2° l'électricité organique, portion de l'agent moteur universel.

L'ame existe chez tout être qui a des volitions et conscience de son existence. C'est l'agent qui *connaît* et qui *règle* les divers mouvemens organiques pour les faire servir au bien-être et à la conservation de cet être. Essentiellement *actif*, cet agent *agit* tantôt par lui-même et sans impression préalable venue du dehors, d'autres fois, en vertu seulement de cette impression. C'est, comme l'a dit savamment mon beau-père, monsieur le baron Massias, *l'action du dedans* et *l'action du dehors réunies dans l'unité de notre moi*; principe sublime de philosophie et qui peint bien le blus bel attribut de notre existence morale.

Privé de l'ame, l'homme devient cadavre. Il n'est plus alors qu'une masse matérielle ordinaire que les mouvemens atomistiques sans but et non-réglés, que l'électricité continue à y provoquer, ne tardent pas à détruire pour en faire servir les débris à d'autres compositions (1).

----

(1) Ce qui revient à dire que la mort *n'anéantit* pas les divers élémens matériels et dynamiques constitutifs de l'homme, mais seulement les *sépare*, les *désunit*; en propres termes, la mort n'est que cette *désunion* elle-même. Le composé seul disparaît, mais ses parties constituantes sont incapables

L'électricité organique n'est qu'une portion de l'agent moteur universel; cet agent, comme nous allons le démontrer tout-à-l'heure, a aussi une existence *sui generis*, et ne saurait être regardé comme une simple propriété inhérente à la matière.

Après ce court exposé sur les preuves incontestables de l'existence de l'ame, examinons comment cet agent immatériel peut devenir cause de maladie.

Chargée de la surveillance du corps, et rendez-vous commun de tous les mouvemens qui s'y produisent, l'ame peut devenir cause de maladie sous deux rapports différens, savoir : tantôt en exagérant les impressions que l'électricité lui transmet des divers points de l'organisation ; d'autres

---

de ruine : c'est comme un corps politique qui se trouve subitement frappé de *dissolution* par la *dispersion* des divers membres qui le composent. En effet, telles sont l'ame, l'électricité et la matière organique, parties impérissables de l'homme, et qui, après leur désunion (mort), subissent chacune les destinées que le créateur leur a assignées.

fois en se livrant elle-même à de fausses idées, à des créations imaginaires. C'est en effet à ces deux genres d'aberration de l'action de l'ame (action qui peut être du reste par excès ou par défaut) que se rattachent les diverses affections que nous appelons morales, telles que la peur, le chagrin, la colère, la joie, etc., affections si mal interprétées par la médecine dite physiologique, et cependant si fécondes en maladies.

2° *Action morbifique de l'agent moteur universel, dit fluide électrique, sur le corps vivant.*

On avait bien envie aussi que l'agent dynamique général, connu sous le nom de *fluide électrique,* ne fût qu'une *propriété inhérente à la matière* universelle. Nos physiciens modernes les plus célèbres ne cessent même de professer cette erreur capitale dans leurs leçons et dans leurs livres. A entendre, en effet, le langage sophistique de MM. Biot, Gay-Lussac, Pouillet et autres physiciens d'ailleurs recommandables, on croirait, au premier abord, n'avoir affaire qu'à une simple propriété matérielle électrique vitrée ou résineuse.

Loin de là ; l'agent dynamique, dit électrique, est *un* en soi. Il a une existence *sui generis*, c'est-à-dire indépendante des élémens matériels qu'il régit ; élémens qui ne servent qu'à la manifestation de ses actes.

Je dis que cet agent est *un* en soi ; en effet s'il n'était pas *un*, s'il n'était qu'une simple propriété inhérente à la matière, *il ne pourrait se déplacer qu'avec cette matière*. Or, c'est ce qui n'a pas toujours lieu ; il est évident, au contraire, que le prétendu fluide électrique peut parcourir des espaces immenses en passant d'un corps matériel à l'autre (sans pour cela entraîner ces corps), ce qui nécessairement doit lui faire supposer une existence propre. Ne voit-on pas, en effet, les courans de ce fluide se communiquer instantanément à toute une chaîne d'individus qui se tien-

16

nent par la main ? Donc le courant, qui peut ainsi *abandonner* un individu pour se transporter sur un autre individu plus ou moins éloigné, est quelque chose de *distinct* de ces individus : donc les physiciens ont tort de regarder l'agent dynamique dit électrique comme une simple propriété inhérente à la matière. Voici l'idée que je me fais de cet agent extraordinaire :

C'est, à mes yeux, un *gaz sui generis* (gaz infiniment ténu et le plus élastique de tous les gaz), qui remplit exactement l'espace, de la même manière que l'eau remplit le vaste lit de l'Océan. C'est un *tout continu et universel* qui renferme dans son récipient incommensurable les élémens matériels sans nombre qui constituent les diverses classes de corps ; ces divers élémens, ces divers corps, *nagent* sans cesse, si je puis m'exprimer ainsi, au milieu de ce tout infini.

Le gaz électrique est si étendu et si subtil, qu'il est impossible de concevoir un point de l'espace, quelque petit qu'on le suppose, sans qu'il ne soit occupé par lui; lui seul, en effet, remplit les interstices qui existent entre les divers corps qui composent l'univers, et, en servant de véhicule à ces corps, leur permet de s'attirer ou de se repousser, en un mot, d'entrer en relation.

L'attraction prochaine et l'attraction éloignée des corps ne sauraient donc reconnaître d'autre cause.

Il en est de même du calorique et de la lumière, autres causes qui influent tant sur les mouvemens des corps en général, et particulièrement sur le mouvement vital qui agite l'homme et les animaux. Il n'y a, en effet, développement de chaleur et de lumière, que là où il y a accumulation de gaz électrique.

Dans tous les cas, l'agent électrique est le principe vital organique, comme il est le principe vital de l'univers; ou pour mieux dire, il est en même tems l'un et l'autre; car l'entretien de la vie ou du mouvement dans les êtres animés se lie directement à l'entretien de la vie ou du mouvement dans les divers autres corps qui les entourent.

Il n'en est pas de même de la cause intelligente qui est chargée de la coordination de ce mouvement vital commun. Il y a pour le moins deux causes intelligentes, c'est-à-dire qui ont conscience de leurs actes ; ce sont *Dieu*, pour la coordination du mouvement universel, et l'ame pour la coordination du mouvement organique. L'agent électrique est donc l'instrument dont l'un et l'autre se servent pour régir et mouvoir la matière ; en effet, de même que Dieu sait tout ce qui se passe dans l'univers à la faveur des ondulations électriques qui lui parviennent, de même l'ame est instruite des divers mouvemens qui s'opèrent dans l'organisation à la faveur des mêmes ondulations.

En juin 1828, j'ai présenté à l'Académie Royale de Médecine un Mémoire tendant à rattacher toutes les fonctions et les maladies de l'homme à un développement spontané de fluide électrique : circulation, respiration, sécrétions, mouvemens, sensations, volitions, etc. , tout me parut à cette époque susceptible d'être expliqué et produit par des courans centripètes et centrifuges de ce fluide.

Des réflexions plus judicieuses et plus mûries par l'étude me forcent aujourd'hui à un peu restreindre le rôle trop élevé que je faisais jouer au fluide électrique, et à déclarer que ce fluide, loin d'être l'agent actif et immédiat des sensations et des volitions, ne me paraît être aujourd'hui que l'agent servile d'une puissance qui lui est supérieure, puissance qui, seule, en effet, est susceptible de *sentir* et de *vouloir*.

Ma doctrine, qui était alors entièrement électro-chimique, est donc maintenant électro-psycho-chimique ; je lui donne le nom de phusi-dynamique, parce qu'elle s'appuie sur la double considération et de la matière, et des forces électrique et psychique qui l'animent.

Quoi qu'il en soit, si les courans élec-

tro – nerveux centrifuges et centripètes,
dont j'ai le premier proclamé l'existence
au sein de l'Académie Royale de Médecine,
ne suffisent plus à mes yeux poux expliquer
la coordination des phénomènes intellectuels, ils suffisent du moins pour expliquer
tous les autres phénomènes organiques; et
soit que ces phénomènes soient naturels à
l'homme, soit qu'ils lui soient contre nature. En effet, la circulation des fluides,
la respiration, les sécrétions, la nutrition,
la production de la chaleur animale, la
génération, les mouvemens, la transmission des impressions, tous les phénomènes
organiques morbides, etc., tout cela est
et sera éternellement électro chimique.

Les expériences suivantes, que j'ai faites
en 1829, et que j'ai fait connaître à la
même époque à M. le docteur Ollivier
d'Angers, rapporteur de mon premier travail à l'Académie, prouvent du reste, d'une
manière incontestable, que l'innervation
et le mouvement vital organique se rattachent essentiellement à un développement

permanent et spontané de fluide électrique , développement qui se réalise partout
où les fluides circulatoires (le sang artériel
surtout) opèrent leurs diverses métamorphoses , métamorphoses qui sont de véritables combinaisons chimiques.

Voici ces expériences :

Mettez à nu , à l'aide d'une incision de
quatre à cinq pouces de longueur, la partie moyenne d'un des nerfs sciatiques d'un
âne ou tout autre animal un peu volumi-
neux ; disséquez ce nerf avec soin , et sé-
parez-le des autres parties en conservant
surtout intacte son enveloppe celluleuse
(non-conductrice) appelée névrilème ; le
tronc nerveux étant ainsi parfaitement isolé,
enfoncez de bas en haut, et suivant sa longueur, une aiguille de platine terminée en
pointe à ses deux extrémités , longue de
six pouces environ et recourbée vers son
cinquième inférieur, de manière qu'après
avoir été enfoncée , elle puisse faire une
légère saillie hors du tronc nerveux. Enfoncez cette aiguille jusqu'à sa partie re-

courbée seulement, et suivez surtout, sans
dévier, en la poussant, le même cordon nerveux où elle aura été d'abord engagée (car
on sait que chaque tronc nerveux résulte
de l'association d'un nombre plus ou moins
grand de cordons ou filets de même nom,
filets entourés chacun d'une enveloppe non
conductrice, pour que les courans électriques d'un filet ne se confondent point
avec ceux des autres filets ses voisins); ab-
stergez avec soin, avant et après l'introduction de l'aiguille, la moindre gouttelette
de lymphe et de sang; enfin, laissez l'aiguille en place pendant quelques heures
sans rien changer à sa situation. Si l'expérience est bien faite (ce qui est très-diffi-
cile), l'aiguille se trouvera bientôt dans
un état de prédominence électrique, et
cette prédominence (qu'on ne peut attribuer qu'à un développement spontané de
fluide électrique organique, attendu que
l'aiguille ne s'oxide pas) pourra être facilement constatée par le galvanomètre de
Sweger, si surtout, pendant l'expérience,

on a le soin de distraire la volonté de l'a-
nimal et de le porter, malgré la douleur
qu'il éprouve, à exécuter des mouvemens
avec le membre blessé.

Ce résultat est surtout facile à constater
sur des chiens, auxquels on fait prendre
préalablement de la noix vomique, moyen
qui, comme on sait, a la propriété de faire
prédominer l'action chimique organique
dans les masses centrales du système nerveux, et de rendre par-là les courans
électro-nerveux centrifuges beaucoup plus
nombreux et beaucoup plus intenses; de
plus, ce même moyen mettant le désordre
dans les fonctions volontaires de l'animal,
la volonté de celui-ci est alors insuffisante
pour détourner les courans électriques du
cordon nerveux qui sert à l'opération.

Telles sont les expériences que j'ai faites
et répétées plusieurs fois avec succès; elles
répondent complétement au désir manifesté par l'Académie dans son Rapport du
24 juin 1828, et rendent les principes de
ma nouvelle doctrine éternels et incontes-

tables ; elles sont aussi la meilleure réponse que je puisse faire aux objections qui m'ont été portées , et particulièrement à celles que M. le professeur Adelon a consignées à l'article *Innervation* de la dernière édition de sa *Physiologie de l'Homme*, objections entièrement mal fondées et nullement en rapport avec le principe dominant de ma doctrine.

Il reste donc prouvé que l'agent dynamique dit électrique (n'importe le nom) est la cause motrice commune des corps , et que cet agent se met spécialement en évidence toutes les fois qu'un contact ou qu'une combinaison matérielle quelconque se produit.

D'où il suit que cet agent se présente naturellement sous deux états différens, savoir : 1° à *l'état latent* (alors intimement uni aux élémens matériels dont il se borne à maintenir les combinaisons); 2° à *l'état libre* (se manifestant alors à la surface des corps spécialement sous forme d'ondulations ou de courans , et produisant les phénomènes

les plus variés par son transport d'un corps
à l'autre).

Considérées sous le rapport de l'étiologie, les ondulations électriques sont les
causes les plus communes des désordres
organiques qui constituent les maladies ;
et soit que ces ondulations viennent du
dehors, soit qu'elles se développent spon-
tanément dans l'organisation, par suite des
combinaisons moléculaires fortuites qui
peuvent s'y opérer ; en effet, accumulées
et transportées sur une partie organique
quelconque, à l'aide des cordons nerveux
qui en sont les instrumens conducteurs,
elles y changent constamment les proportions et les rapports moléculaires naturels,
d'où leur effet morbide. C'est ainsi que les
maladies se compliquent ; c'est ainsi qu'une
maladie locale devient plus ou moins promptement générale. Voilà la cause des sym-
pathies ; voilà ce que M. Broussais a cherché à exprimer en disant que la stimulation
voyage du centre à la périphérie, ou de la
périphérie au centre ; seulement ce n'est

pas la stimulation qui voyage, mais bien l'effet de cette stimulation : or, cet effet est l'agent électrique devenu libre, effet que M. Broussais ni son école n'ont jamais compris, et qu'il suffit de constater pour mettre en ruine tous les fondemens de la médecine dite physiologique.

Le calorique et la lumière, propriétés de l'électricité libre, produisent les maladies de la même manière. En effet, en s'accumulant sur nos organes, elles y changent l'ordre d'affinité moléculaire, et y donnent lieu, par conséquent, à des combinaisons autres que celles qui doivent s'y produire habituellement.

Telles sont les causes dynamiques connues qui, en vertu de leur activité propre, peuvent troubler l'ordre normal des fonctions de l'homme. Ces causes, du moins l'agent électrique et ses propriétés lumineuse et calorifique, sont constamment des agens hiper-dynamiques. En effet, un excès de vie est le résultat immédiat de leur accumulation sur nos organes. Elles peuvent aussi donner la mort, même une mort instantanée, lorsque, agissant avec une intensité démesurée, elles portent au-delà de toutes limites le désordre moléculaire organique. Tel est, par exemple, l'effet d'un coup de foudre, et celui de l'exposition du corps vivant à une chaleur trop intense.

§ III.

Nouvelle classification des méthodes thérapeutiques de l'homme.

Combattre l'état phusi-dynamique morbide de l'homme, et ramener, par-là, l'action organique insolite de cet être à son rhythme normal, est le but direct de la science connue sous le nom de *thérapeutique.*

Les moyens employés par la nature et par l'art pour parvenir à un but aussi désirable sont matériels ou dynamiques, comme les causes qui produisent les maladies. En effet, ce qui est cause de maladie dans un cas, peut-être moyen curatif dans un autre cas. D'où il suit qu'il peut y avoir autant de moyens curatifs qu'il y a de causes de maladies, c'est-à-dire de corps pondérables et impondérables dans la nature, et que la curation se trouve seulement dans l'*à-propos* de l'application de ces divers moyens.

Ainsi, par exemple, l'opium administré *à propos* guérit une foule de maladies ; mal administré, il peut au contraire provoquer un véritable empoisonnement.

Il résulte de là que les pharmacies ordinaires, que M. Broussais trouve déjà trop pourvues, sont loin, au contraire, de contenir assez de médicamens. Rien de plus pauvre, en effet, que nos pharmacies actuelles : on n'y trouve pas la millième partie de ce dont nous aurions besoin pour faire une bonne médecine. Il n'y a qu'une véritable pharmacie : c'est la nature tout entière.

Les moyens thérapeutiques ou médicamens étant destinés à combattre les maladies, je distingue cinq grandes méthodes ou réunions de ces moyens, savoir : 1° une méthode anti-hiper-organique ; 2° une méthode anti-hipo-organique ; 3° une méthode anti-hiper-pseudo-organique ; 4° une méthode anti-hipo-pseudo-organique ; 5° enfin, une méthode anti-atacto-organique.

J'oppose la première méthode aux maladies hiper-organiques ; la deuxième, aux maladies hipo-organiques ; la troisième, aux maladies hiper-pseudo-organiques ; la quatrième, aux maladies hipo-pseudo-organiques ; enfin, la cinquième, aux maladies atacto-organiques.

A. *Méthode anti-hiper-organique.*

Cette méthode, dont le but est la diminution de la masse matérielle de l'homme, (lorsque cette masse est vicieusement augmentée, soit dans sa totalité, soit seulement dans quelques-unes de ses parties), est en même tems employée avec succès contre l'excès de vie, lorsque, surtout, cet excès coïncide avec une prédominence contre nature du fluide sanguin. Elle est alors, non-seulement anti-hiper-organique, mais

encore anti-hiper-dynamique , autrement
dit , anti-hiper-organi-hiper-dynamique.
Les moyens qui la composent sont infiniment nombreux; voici les principaux :

1° La saignée générale et la saignée locale , pour diminuer l'excès de sang (ne
convient que dans les maladies où prédomine l'hiper-organie sanguine).

2° Une diète légère , pour diminuer le
renouvellement de la masse organique.

3° Le repos, pour ne pas mouvoir les
parties malades dont la structure est modifiée par l'abord accidentel d'une trop
grand quantité de matière.

4° Les boissons et lotions aqueuses, pour
étendre les matériaux salins des fluides organiques, et diminuer par-là la propriété
électro-motrice nerveuse de ces fluides.
J'emploie pour cela, avec le plus grand
succès, l'eau distillée simple en boisson et
en cataplasmes, à l'aide d'une éponge. Je
ne connais pas, après la saignée , de plus
puissant moyen contre les maladies qui sont
accompagnées de fièvre, chaleur, rougeur,

douleur, tuméfaction, etc. L'eau distillée est, en effet, le moyen le moins électro-moteur nerveux connu. (*Voyez*, pour la manière de s'en servir, mes *Réflexions sur les maladies nerveuses, rhumatismales et goutteuses*.)

5° Les divers exutoires, les errhins, les sialagogues, les expectorans, les vomitifs, les purgatifs, les diurétiques et les sudo-rifiques (utiles surtout contre les maladies où prédominent l'hiper-organie muqueuse et l'hiper-organie séreuse, et, dans cer-tains cas, l'hiper-organie bilieuse ; mais contraires, lorsqu'il y a prédominence du fluide sanguin).

Tous ces moyens ayant pour but la soustraction d'une quantité plus ou moins grande de matière organique, ne peuvent convenir que dans les cas où l'ensemble de l'organisation est encore assez riche de matière pour pouvoir en perdre une partie. Dans les cas contraires, on peut employer simplement la dissémination de la matière vicieusement accumulée sur une partie, c'est-à-dire sa dispersion et son transport sur les autres parties. C'est ce qu'on peut obtenir à l'aide des vésicatoires volans, des synapismes et bains synapisés, des bains chauds plus ou moins étendus, du repos de la partie malade pendant qu'on exerce les autres parties, des frictions, des ligatures des membres, etc., etc., tous moyens qui déplacent la matière organique sans la soustraire.

B. *Méthode anti-hipo-organique.*

Elle a pour but d'ajouter à l'organisation la matière qui lui manque pour bien exercer ses fonctions.

Ses moyens sont :

1° Une nourriture succulente (c'est le meilleur médicament du monde contre toutes les maladies dont l'appauvrissement organique est le caractère dominant. On peut y ajouter quelques agens électro-moteurs nerveux, tels que le café, le thé, le poivre, le vin, les spiritueux, la canelle, le girofle, le camphre, l'éther, etc., lorsqu'il y a en même tems adynamie, c'est-à-dire défaut de vie ; mais si, au contraire, il y a hiper-dynamie en même tems qu'hipo-organie, comme dans la plupart des maladies nerveuses, par exemple, il faut bien se garder d'avoir recours à ces divers moyens, dits stimulans diffusibles. Une nourriture succulente, dépouillée de tout agent électro-moteur, est, dans ce dernier cas, le seul moyen convenable).

2° Un air pur, vif et sec, pour mieux favoriser l'hématose ou formation et purification du sang.

3° La lumière solaire, le froid, la chaleur, les toniques divers, etc., pour revivifier la masse organique, et la mettre à même de pouvoir s'approprier la nourriture qui doit la réparer.

C. *Méthode anti-hiper-pseudo-organique.*

Elle comprend deux procédés : 1° Combattre d'abord l'hiper-organie qui résulte du contact de quelque matière organique étrangère, par les moyens anti-hiper-orga-

niques dont nous avons parlé plus haut ;
2° entraîner ensuite cette matière au-dehors
par les évacuans et les sudorifiques, ou
bien la détruire dans l'organisation même,
à l'aide des réactifs convenables.

C'est ainsi que j'obtiens les plus grands
succès contre la syphilis, les dartres, la
teigne, le cancer, la scarlatine, la rougeole, la gale, la goutte ; en un mot, contre toutes les maladies qui se rattachent à
la présence d'une matière organique contre
nature dans l'organisation.

La cautérisation, l'ablation, l'extirpation
et l'amputation sont, dans certains cas, les
seuls moyens anti-pseudo-organiques utiles.

D. *Méthode anti-hipo-pseudo-organique.*

Ici, avant de pouvoir déterminer l'expulsion de la matière étrangère, il faut
nécessairement réparer la masse organique
trop appauvrie. Sans cela, toute tentative
de guérison deviendrait infructueuse.

E. *Méthode anti-atacto organique.*

Elle consiste, 1° à replacer les organes déplacés, comme dans les luxations, les hernies, etc. ; 2° à réunir ceux qui sont accidentellement divisés, comme dans les fractures, les plaies, le bec-de-lièvre, etc.; 3° enfin, à diviser ceux qui sont accidentellement réunis.

Les cinq méthodes ci-dessus, toutes composées de moyens matériels, et destinées à faire agir matière contre matière, ne sont pas cependant les seules qu'on puisse employer dans tous les cas pour combattre les maladies de l'homme. Il en est deux autres, que j'appelle *dynamique* et *adynamique*, qui ont aussi leur efficacité, et que rien ne pourrait remplacer dans certaines circonstances.

Ces méthodes consistent à employer à propos les ondulations électriques extérieures, le calorique, la lumière et les diverses affections de l'ame, pour augmenter ou diminuer l'énergie organique dans certains cas de faiblesse ou d'excitation vitale extrêmes.

Ainsi la lumière, le calorique et le fluide électrique sont tous les jours employés avec le plus grand succès contre les paralysies, les engourdissemens musculaires, etc., tandis que les passions débilitantes sont le meilleur antidote des passions excitantes, *et vice versâ*.

En résumé, l'homme, dans le cours de son existence, peut donc se trouver: 1° en ÉTAT DE SANTÉ, *lorsque l'action chimique ou moléculaire qui agite sans cesse sa masse matérielle ne donne lieu qu'à des phénomènes réguliers et nécessaires dont la production a pour but la conservation de l'intégrité organique.*

Il n'y a ni *trop*, ni *trop peu*, mais tout juste *assez* de matière organique pour vivre et se maintenir vivant.

2° En état D'HIPER-ORGANI-DYNAMIE, *lorsqu'il y a en même tems et trop de matière organique et trop de vie ou de mouvement.*

Dans ce cas, mais dans ce cas seulement,

la médecine physiologique est victorieuse.
La soustraction du sang, la diète et l'eau
de gomme, dont elle se sert, et dont on se
servait avant elle, sont, sans contredit,
les moyens les plus puissans pour rétablir
l'équilibre organique. C'est le traitement
par excellence contre toutes les hiper-organies ou inflammations suivies de chaleur,
rougeur, douleur, etc., etc.

3° En état d'HIPER-ORGANI-HIPO-DYNAMIE,
*lorsqu'il y a en même tems trop de matière
et pas assez de vie.*

L'excès de matière portant alors généralement sur le tissu cellulaire et sur le
fluide séreux, il serait dangereux d'avoir
recours aux anti-phlogistiques. Il faut au
contraire provoquer une bonne sanguifica-
tion par l'usage des toniques et d'un régime succulent, pendant qu'avec des purgatifs, des diurétiques, des exutoires, des
sudorifiques, etc., on cherche à détourner
l'excès de matière séreuse et lymphatique.
Tel est le véritable traitement des hydropisies dites passives, des scrophules, de

la chlorose, des abcès froids, du scorbut, etc., etc.; traitement que M. Broussais et son école, toujours trompés par le vain mot irritation, n'ont jamais pu comprendre.

4° En état d'*hiper-organie-locale* *coïncidant avec une hipo-organie générale, lorsque pendant que la matière organique naturelle est vicieusement accumulée dans une partie, il y a en même tems appauvrissement des autres parties.*

La chose est telle dans une foule de maladies chroniques. Il semble que l'organe malade attire toute la matière à lui et se l'approprie, en quelque sorte, aux dépens des autres organes qui sont alors constamment appauvris. Telles sont, par exemple, les maladies appelées carreau, tumeurs blanches, phthisie, hépatite chronique, etc., maladies dans lesquelles la partie affectée est dans un état permanent d'*hiper-organie*, pendant que les autres parties sont en même tems toutes frappées d'*hipo-organie*.

Que faire dans ces circonstances, si communes dans la pratique de la médecine? Est-ce la médecine dite physiologique qui peut nous le dire?

La médecine physiologique nous dira certainement : Tirez du sang localement par des applications réitérées d'un certain nombre de sangsues autour de la partie affectée; dégorgez cette partie à l'aide d'exutoires répétés et long-tems prolongés, etc. Oui; mais que devient alors le défaut général de matière, par suite de cette soustraction? il augmente.

Je ne partage donc pas du tout cette manière de voir; et je mets en fait que toutes les fois que l'appauvrissement organique général l'emporte sur l'hiper-organie locale, il est plus important de *disséminer* simplement la matière organique vicieusement accumulée, que d'en opérer la soustraction. En effet, la soustraction, même locale, ne se fait jamais sans augmenter l'hipo-organie générale, tandis que la simple dissémination est ici, à-la-fois, et anti-

hipo-organique et anti-hiper-organique.
Il me serait aisé, du reste, d'appuyer cette
théorie d'une foule d'observations pratiques.

5° En état d'HIPO-ORGANI-HIPO-DYNAMIE,
*lorsqu'il y a en même tems , et défaut de
matière et défaut de vie.*

La faiblesse est ici radicale : c'est l'adynamie ou asthénie, reconnue de toute éter-
nité par tout bon praticien, et contestée
seulement, ou du moins regardée comme
très-rare, par les médecins romantiques.

Toutes les maladies pouvant dégénérer
en hipo-organi-hipo-dynamie, on sent combien, dans cet état, la pratique de ces médecins est insuffisante et dangereuse. En
effet, ils continuent à soustraire de la matière, au moment où il est si urgent d'en
ajouter.

Toniques, excitans de toute espèce, etc.,
alimens succulens en quantité progressivement augmentée : voilà ce qu'il faut; voilà
ce que la nature demande à grands cris.

6° En état d'HIPO-ORGANI-HIPER-DYNAMIE,

lorsque la matière est en défaut pendant que la vie est en excès.

Le célèbre violoniste Paganini, que nous venons de voir, est un modèle parfait de cet état morbide. Tout en lui est pauvre de matière, mais riche de vie et de sensibilité. Quel contraste frappant, en effet, que la misérable charpente organique de cet homme extraordinaire, et le mouvement vigoureux et incomparable qui l'anime ! Et quel terrible argument surtout contre le matérialisme et contre le système de l'irritation !

Eh bien ! ce qu'est Paganini, la plupart des personnes dites nerveuses le sont. En effet, presque toujours, chez elles, un appauvrissement organique plus ou moins grand coïncide avec un excès de vie ou de mouvement. Il en est de même des individus fortement constitués qui éprouvent subitement une hémorragie ou toute autre évacuation abondante, ou qui sont soumis pendant long-tems à un régime sévère. D'hiper-organi-hiper-dynamiques qu'ils étaient, ils deviennent bientôt hipo-organi-hiper-dynamiques.

On conçoit dès-lors quel triste rôle doit jouer la médecine dite physiologique, qui est presque toujours une médecine de soustraction, dans un état où l'organisation, loin de pouvoir perdre de la matière, a, au contraire, tant besoin d'en acquérir. Aussi tout le monde connaît-il maintenant les funestes effets de la diète, de la saignée, des bains tièdes trop prolongés, et de tous les autres moyens dits antiphlogistiques, contre les maladies nerveuses qui ont pour type principal un appauvrissement organique plus ou moins prononcé. Il sait très-bien qu'il est bien plus avantageux d'employer alors une nourriture succulente (sans être excitante, c'est-à-dire électro-motrice nerveuse), l'exercice, le repos moral, et tout ce qui peut restaurer les organes et atténuer l'influence vicieuse du système nerveux.

7° En état d'HIPER-PSEUDO-ORGANIE, *lorsqu'il y a en même tems excès de matière*

organique naturelle, *et présence de quelque
matière organique contre nature.*

Tel est l'état d'un individu fortement
constitué, qui se trouve en même tems atteint de dartres, syphilis, érysipèle, variole, gale, pustule maligne, cancer,
rage, etc., etc.

M. Broussais prenant toutes ces maladies
pour une simple armée d'irritations, s'est
contenté, comme on le pense bien, d'y
opposer le traitement dit anti-phlogistique;
mais malheureusement la victoire n'a pas
été pour lui. L'ennemi a persisté, malgré
toutes les foudres de la médecine physiologique, et nous en sommes encore à trouver
le réactif convenable pour le détruire.
M. le professeur Delpech, de Montpellier,
plus clairvoyant que M. Broussais, l'a bien
senti, quand il a distingué dans la plupart
des symptômes de la maladie syphilitique,
par exemple, une inflammation *commune*
(produite par le contact de la matière syphilitique) et une inflammation spécifique.
Il a très-bien compris que les antiphlogis-

tiques ne faisaient que réprimer l'inflammation *commune,* tout en laissant persister l'inflammation spécifique.

Eh bien! la distinction lumineuse faite par M. Delpech, relativement à la maladie syphilitique , est applicable à toutes les maladies dont la cause essentielle est la présence, dans l'organisation, d'une matière organique contre nature. Il faut ici, non-seulement combattre l'effet de la cause (qui est l'hiper-organie ou inflammation commune), mais encore cette cause elle-même : c'est à quoi M. Broussais et ses nombreux sectaires n'ont pas réfléchi. Voilà donc encore une grande branche de moins dans le fameux arbre de l'irritation.

8° Enfin, en état D'HIPO-PSEUDO-ORGANIE, *lorsqu'il y a en même tems , et défaut de matière organique naturelle , et présence de quelque matière organique contre nature.*

Les médecins romantiques, et M. Broussais à la tête , sont encore passés à côté de cet état si fréquent de l'homme vivant, sans jamais l'apercevoir : il est donc inutile

d'invoquer leur appui pour le combattre.
Voici le traitement que j'emploie journellement avec succès : 1° Je combats d'abord
l'appauvrissement organique par un régime
succulent, l'exercice, les soins de.la transpiration, etc., etc.; 2° ensuite, quand
l'organisation jouit d'un peu d'énergie,
j'attaque la cause morbide étrangère, et je
cherche, soit à l'entraîner au-dehors, soit
à la détruire dans l'organisation même. J'ai
guéri de cette manière une foule d'individus atteints de syphilis, dartres, etc., que
leur constitution ruinée ne permettait pas,
du reste, de traiter autrement.

Par le résumé qui précède, il est facile de voir que les bases fondamentales de
la médecine pratique ne se trouvent que
dans la juste appréciation des divers états
de l'homme vivant. Là seulement existe,
en effet, la pierre philosophale du médecin praticien : c'est l'homme vivant vu tel
qu'il est; ce sont les lois organiques interprétées sans système ni idée préconçue.

Que l'art de la médecine soit donc désormais fondé sur cet indice sacré de la nature de l'homme ! Qu'on n'étudie donc plus cet être dans des mots vagues et imaginaires, mais seulement dans sa constitution matérielle et dynamique ? ALORS TOMBE NÉCESSAIREMENT, POUR NE PLUS SE RELEVER, LA MÉDECINE ROMANTIQUE DITE PHYSIOLOGIQUE, ET, SUR SES DÉBRIS, NAIT VICTORIEUSE ET IMPÉRISSABLE, LA MÉDECINE PHUSI-DYNAMIQUE.

LA

CAUSE DES ÉPIDÉMIES

DÉVOILÉE,

OU EXPÉRIENCES TOUT-A-FAIT CONCLUANTES SUR L'ART D'ASSAINIR LES HÔPITAUX, LES CAMPS, LES PRISONS, LES VAISSEAUX, LES VOITURES PUBLI-QUES, LES VILLES, LES CAMPAGNES, ETC., ET DE PRÉSERVER INFAILLIBLEMENT LES NATIONS DU CHOLÉRA-MORBUS, DE LA PESTE, DE LA FIÈVRE-JAUNE, ET GÉNÉRALEMENT DE TOUT FLÉAU ÉPIDÉ-MIQUE.

§ I.

Considérations générales sur les Maladies Épidé-miques.

Une maladie est épidémique toutes les fois qu'elle frappe en même tems, ou d'une manière successive, un plus ou moins grand nombre d'individus, et que, sauf quelques modifications relatives à l'âge, au sexe, au tempérament, etc., elle conserve dans chacun d'eux les caractères dominans qui la distinguent.

Ainsi, une toux nerveuse, un catarrhe,

un vomissement, une dyssenterie, une
maladie de peau, toutes les maladies, en
un mot, qui affligent en même tems une
partie plus ou moins grande de la population, et qui paraissent se propager d'un
individu à l'autre, ou se manifester à-la-
fois sur un grand nombre d'individus soumis à l'action d'une même cause, sont des
maladies épidémiques.

Il résulte de là que toutes les maladies
dont l'homme et les animaux sont susceptibles, peuvent revêtir le caractère épidémique ; ce qui, comme nous le verrons
plus loin, se rattache toujours à la *présence*
et à la *transmission* d'une *matière particu-*
lière, matière qui doit être considérée
comme une véritable *semence épidémique*.

En effet, ce que nous appelons *peste*,
fièvre-jaune, *typhus*, *choléra-morbus*, *va-*
riole épidémique, etc., etc., ne sont que
les maladies ordinaires devenues épidémiques, *seulement en raison de la présence*
de cette matière particulière. Ce sont les
maladies *hiper-organiques*, *hipo-organiques*

et *atacto-organiques* transformées en *hiper-pseudo* ou *hipo-pseudo-organiques*.

D'où il suit que toutes les maladies réellement épidémiques sont contagieuses (1) ; car j'appelle contagion la propagation, d'un individu à l'autre, de la semence épidémique, et soit que cette propagation se fasse à la faveur de l'air que nous respirons, soit à la faveur des divers autres corps qui peuvent simplement nous toucher ou s'introduire dans nos propres organes.

Je désire ardemment, pour le bien de l'humanité, que cette vérité soit appréciée par tout le monde ; car il est déplorable de voir les dissentions interminables qui agitent depuis si long-tems les esprits sur une question d'un ordre aussi élevé.

Rien pour rien. Le règne des illusions

____

(1) Je soutiens même que toute maladie contagieuse est plus ou moins épidémique : ce qui fait que la distinction des maladies, en épidémiques et en contagieuses, n'est qu'une vaine et dangereuse puérilité.

est passé. La médecine ne veut plus d'*irritation*, d'*abirritation*, d'*influence* de l'air, de climat, etc., et autres *grands mots* avec lesquels on croit tout dire pour ne rien dire. La médecine ne veut absolument que des creusets chimiques, où elle puisse librement étudier l'action moléculaire des corps, parce qu'en médecine comme ailleurs, il n'y a à voir que des corps et des actions de corps. Or, la science des corps nous dit et nous répète sans cesse que, puisqu'une maladie sévit en même tems sur une masse plus ou moins grande de population, en conservant dans chaque individu affecté les caractères dominans qui la distinguent, la science des corps nous affirme que cela ne peut se faire qu'à l'aide de la *transmission d'un germe* ou *corps contagieux particulier*.

Maintenant, appelez ce corps particulier *miasme*, *virus*, *émanation*, etc., peu m'importe. Il me suffit de savoir qu'il existe, et que c'est lui qui est la seule influence qui donne lieu à l'épidémie.

D'où je conclus, 1° que les maladies épidémiques se propagent par voie de génération contre nature, comme les animaux et les plantes se propagent par voie de génération naturelle ; 2° que toutes les maladies épidémiques sont par conséquent contagieuses, et que toutes les maladies contagieuses, telles que la variole, la rougeole, la scarlatine, la gale, la rage, la pustule maligne, etc., qui ne sont pas des maladies épidémiques très-étendues, dans l'état ordinaire, peuvent cependant le devenir, pour peu que les circonstances favorisent la transmission de l'agent contagieux. La syphilis est, selon moi, l'épidémie la plus générale, et celle qui ravage le plus les nations. La gale est aussi une épidémie très-étendue, mais peu meurtrière. La rage est la moins épidémique de toutes les maladies, en raison du soin que l'on prend à l'éviter.

En général, tout cela est relatif à la manière dont se fait la transmission de la matière contagieuse. Quand l'air s'en empare, il est certain que la contagion se multiplie rapidement, et que l'épidémie acquiert bientôt une extension effrayante; tandis que lorsque cette transmission ne peut se faire en quelque sorte que d'individu à individu, la contagion marche bien plus lentement et devient rarement générale, à moins qu'elle ne se déclare au sein d'une grande masse d'individus, comme cela arrive, par exemple, en tems de guerre, dans les armées, les hôpitaux, les prisons, etc., etc.

Il reste donc démontré que toute maladie épidémique est essentiellement contagieuse, et que toute maladie contagieuse peut devenir épidémique, si les circonstances favorisent la tendance qu'elle a à s'étendre et à se propager.

Avant de quitter ce sujet, je dois dire qu'il est des maladies qui ont l'apparence des maladies épidémiques, mais qui ne le sont point réellement, parce qu'elles ne *dépendent point* d'une *matière particulière transmise de corps à corps* ou *à la faveur de l'air*.

Telles sont, par exemple, certaines affections catarrhales qui atteignent en même tems un plus ou moins grand nombre d'individus, à la suite d'un refroidissement subit de l'atmosphère, et qui ne sont dues qu'à la répercussion de la matière transpiratoire relative à chaque individu. L'examen le moins attentif suffit pour ne pas s'y méprendre.

§ II.

De la contagion et des matières contagieuses.

A. *De la contagion.*

J'appelle *contagion* l'action par laquelle une semence épidémique se communique à l'homme par le contact; et j'appelle *maladie contagieuse* le trouble organique qui résulte de ce contact. Vient ensuite l'épidémie, aussitôt que plusieurs individus participent à cet état de choses.

D'où l'on voit que : *pas de maladie contagieuse sans contagion,* et *pas de contagion sans germe contagieux.* Ensuite, nécessairement, *pas d'épidémie sans propagation* et *multiplication* de ce germe.

B. *Des matières contagieuses.*

Le nombre des matières contagieuses est encore indéterminé. Il le sera même probablement toujours, en raison de la difficulté, sinon de l'impossibilité d'apprécier la nature et les propriétés des corpuscules divers qui nous entourent. Ce que je crois pouvoir affirmer, c'est que ces matières proviennent toutes du règne animal. En effet, d'après les expériences que je viens de faire, que je continue, et que j'espère pouvoir produire sous peu dans un ouvrage plus étendu, j'ai pu me convaincre que les matières organiques contre nature répandues dans l'air, les alimens et même nos propres organes, ne pouvaient se reproduire et se multiplier qu'en se fixant sur des êtres organisés comme elles. Ce qui revient à dire qu'une épidémie animale ne peut venir que d'un germe animal, de même qu'une épidémie végétale ne peut être produite que par un germe végétal.

Quoi qu'il en soit, la composition de ces matières est loin d'être la même dans tous les cas.

Sous ce rapport important, j'en distingue au moins trois espèces bien tranchées, savoir : de *binaires*, de *ternaires*, et enfin de *quaternaires*, suivant qu'elles sont composées de deux, de trois ou de quatre élémens.

Les matières contagieuses binaires et ternaires sont constamment le résultat de la décomposition des matières animales. Elles sont, en général, très-volatiles, en raison des gaz hydrogène et azote qui entrent dans leur composition. Il en est de même de celles où prédominent l'acide carbonique, l'oxide de carbone, l'hydrogène carbonné et l'hydrogène sulfuré : produits également gazeux, et susceptibles de vicier les lieux où ils se répandent. Telles sont

les matières qui se dégagent à la surface
des marais, des fosses d'aisance, et de tous
les lieux où existent des animaux en putréfaction; matières, comme on sait, si
fécondes en maladies épidémiques, lorsque
surtout une chaleur plus ou moins intense
favorise leur production et leur dissémination.

D'où il suit que les matières contagieuses
binaires et ternaires ne proviennent que
des animaux privés de la vie, et sont le
résultat constant du changement d'affinité
qui survient après la mort entre les divers
élémens organiques.

Il n'en est pas de même des *matières
contagieuses quaternaires : celles-ci sont
constamment, ou produits d'animaux vivans, ou animaux vivans elles-mémes*. D'où
il suit qu'elles ne sont susceptibles de contagion qu'autant qu'elles jouissent d'une
certaine dose de vie, et seulement avant
leur décomposition chimique, auquel cas
elles deviendraient binaires ou ternaires
comme les précédentes.

Telles sont les matières propres à la rage, à la syphilis, à la variole, à la rougeole, à la scarlatine, à la gale, à la pustule maligne, *probablement* aux dartres, à la phthisie tuberculeuse, au cancer, et sans doute à mille autres cas morbides encore inconnus, et qui le seront éternellement, si on ne bannit de la science tout principe de romantisme ou de déception, pour ne plus s'occuper que du véritable état *phusi-dynamique* des divers corps organiques et inorganiques.

Dans tous les cas, voilà des règles positives pour arriver à la connaissance d'une matière contagieuse quelconque, et pour donner en même tems l'idée du réactif qu'il est urgent de lui opposer. J'espère que les divers gouvernemens voudront bien les prendre en considération, convaincu que je suis que ce n'est que sur elles qu'on peut établir les bases d'un bon traitement anti-épidémique.

Après ces considérations sur l'origine et la composition des matières contagieuses,

examinons la question non moins importante de leur *dissémination*, c'est-à-dire les
moyens à la faveur desquels elles peuvent
s'étendre, se reproduire et se multiplier.

MOYENS QUI FAVORISENT LA TRANSMISSION DES
MATIÈRES OU SEMENCES ÉPIDÉMIQUES.

Ces moyens sont : 1º l'*air*; 2º *les alimens*, *les boissons*, *les vétemens*, et tous
les corps extérieurs susceptibles de recéler
les semences épidémiques, et de les mettre
en rapport avec nos organes ; 3º enfin, le
contact direct et immédiat des êtres animés entre eux.

L'*air* sert à la dissémination et à la reproduction de certaines semences épidémiques en introduisant ces semences dans
les voies respiratoires des divers individus
qui le respirent. Il se comporte alors, à
l'égard de ces matières, comme il le fait
à l'égard de certaines semences végétales,
dont il favorise la reproduction en les transportant sur les organes femelles qui doivent veiller à leur développement. Pour

remplir cet office, l'air est tantôt froid, tantôt chaud, tantôt sec, tantôt humide, tantôt froid et sec, tantôt froid et humide, tantôt chaud et sec ; enfin, le plus souvent, chaud et humide.

Nous verrons plus loin que, sous le rapport de l'assainissement des habitations, il est très-important de s'élever à la connaissance exacte de ces divers états de l'air. En effet, il y a des agens contagieux qui ne peuvent s'y répandre qu'à la faveur de l'un ou de l'autre de ces divers états.

Certains animalcules contagieux, par exemple, ne peuvent vivre et s'agiter que dans un air chaud et humide, tandis qu'un air froid est le seul aliment vital de certains autres.

Toutes les matières contagieuses, au reste, ne sont pas susceptibles de se répandre dans l'air, ce qui est relatif très-souvent à leur degré de pesanteur spécifique.

En général, celles où prédomine l'élément hydrogène s'y répandent facilement, même à une grande hauteur, en raison de la légèreté de ce gaz.

Il y a aussi beaucoup d'animalcules contagieux qui planent dans l'air à la faveur des ailes dont ils sont pourvus, et bien que leur pesanteur spécifique soit supérieure à celle de ce fluide élastique ; il est à remarquer cependant que ces animalcules s'élèvent rarement à une grande hauteur dans l'atmosphère. J'ai observé qu'ils aiment mieux voltiger non loin du foyer organique qui les fournit.

Les matières contagieuses quaternaires qui ne sont que de simples produits immédiats des animaux, telles que les matières propres à la syphilis, à la rage, etc., et qui ont besoin d'une certaine dose de vie pour pouvoir se reproduire, ne se transmettent jamais à la faveur de l'air. Il en est de même des animalcules privés d'ailes, comme, par exemple, l'animalcule constitutif de la gale.

La contagion se fait alors, soit à la faveur d'un contact direct entre corps vivans, soit à la faveur des alimens, des boissons, et de tout autre corps susceptible de se mettre en rapport avec nos organes.

Les pluies abandantes, la neige et la grêle précipitent quelquefois sur la terre les semences épidémiques qu'elles rencontrent dans l'atmosphère.

Nous pouvons donc contracter une maladie épidémique, tantôt au moyen de l'air que nous respirons, tantôt au moyen des alimens, des vêtemens, et autres corps qui peuvent nous toucher ; enfin, très-souvent aussi, au moyen des deux choses à-la-fois. Dans tous les cas, c'est toujours une *matière particulière* qui vient alors se loger dans nos organes, et y occasioner les troubles divers que nous appelons maladies épidémiques.

D'où je conclus que toute la science des épidémies repose : 1° sur la connaissance exacte de la composition des matières contagieuses ; 2° sur celle du moyen particulier qui favorise leur propagation ; 3° enfin, sur celle des réactifs qu'il est utile de leur opposer.

EFFET DU CONTACT D'UNE SEMENCE ÉPIDÉMIQUE QUELCONQUE SUR LE CORPS VIVANT.

Sur quelque partie du corps vivant qu'une semence épidémique quelconque se trouve en contact, son premier effet est de faire prédominer sur cette partie l'action moléculaire organique qui s'y produit habituellement. Il y a à l'instant même changement dans les proportions et les rapports naturels de ces molécules, et, par conséquent, combinaisons chimiques différentes de celles de l'état normal, et développement plus ou moins grand de fluide électrique, développement qui est quelquefois tellement intense (dans le choléra-morbus, par exemple), que toutes les parties du corps en sont, pour ainsi dire, subitement désorganisées.

Une maladie épidémique est donc d'autant plus grave, que la matière contagieuse qui la produit est douée d'une propriété *électro-motrice* plus forte.

Ces considérations posées, considérations qui s'appliquent à toutes les maladies épidémiques et contagieuses possibles; telles que *la peste*, ou *typhus d'Orient*; *la fièvre-jaune*, ou *typhus d'Amérique*; *la fièvre d'hôpital*, ou *typhus d'Europe*; *les fièvres* dues à des émanations marécageuses; *les varioles, rougeoles, scarlatines, pustules malignes, dyssenteries*, et autres maladies ordinaires devenues épidémiques; *la syphilis, la gale, les dartres, la rage*, etc., jetons un coup-d'œil sur le choléra-morbus; dévoilons la nature de ce fléau destructeur; tâchons d'en préserver la France et les autres nations, et de l'anéantir partout où il afflige l'humanité.

HISTOIRE

DU

CHOLÉRA-MORBUS.

Les auteurs ont donné diverses définitions du choléra-morbus. *Galien* dit que c'est *une maladie aiguë, avec vomissemens bilieux fréquens, déjections alvines répétées, contraction des membres et refroidissement des extrémités, avec pouls faible et obscur ;* d'autres l'appellent *diarrhée cholérique, passion cholérique,* etc.

C'est un *flux*, d'après Sauvages et Vogel ; un *spasme*, d'après Cullen ; un embarras gastrique bilieux, d'après Pinel ; et, comme on pense bien, une grave *irritation*, d'après M. Broussais.

Dans ma nouvelle classification des maladies de l'homme, je le range parmi les maladies *hiper-pseudo-organiques*. C'est, en effet, une maladie *hiper-pseudo-organi-muqueuse,* c'est-à-dire *un excès* de matière muqueuse *déterminé* par la présence for-

tuite, dans les voies respiratoires et gastriques, d'un agent contagieux particulier,
agent qui s'y introduit, soit à la faveur de
l'air, soit à la faveur des alimens. Quant
aux divers accidens nerveux qui se manifestent en même tems, ils sont évidemment
produits par le fluide électrique anormal,
que ce même agent a la propriété de mettre en jeu.

Ainsi donc : 1° *contact* d'un agent contagieux particulier sur les membranes muqueuses bronchique et gastrique, agent
qui, très-probablement, est un *animalcule*
ailé, vivant spécialement dans un air humide; 2° afflux plus ou moins grand de
fluide muqueux, par suite de ce contact;
3° vomissemens et déjections alvines plus
ou moins fréquens, par suite de cet afflux;
4° enfin, crampes, convulsions, douleurs
nerveuses, palpitations, suffocations, en
un mot, tous les troubles morbides possibles, et même la mort, par suite de la
grande quantité de fluide électrique organique que cet animalcule a la propriété de

développer : voilà toute l'histoire du choléra-morbus ; voilà une vérité que la médecine phusi-dynamique pouvait seule
mettre au jour.

Le romantisme a beau s'agiter, il ne dé-
truira point cette vérité. Fruit de l'erreur,
le romantisme succombera ; et si les médecins du dix-neuvième siècle n'en abjurent
promptement les faux principes, la postérité les condamnera.

Ni l'irritation, ni l'oméopatie ne peuvent
servir à nous faire connaître la véritable
théorie des maladies, et surtout des maladies épidémiques : ce sont deux chimères
trop en dehors de toute logique. Il n'y a
qu'un bon et véritable système pathologique : c'est l'électro-chimisme ou phusi-
dynamisme. A lui seul, en effet, appar-
tient le droit de bien interpréter les lois du
règne animal, et même les lois des trois
règnes de la nature.

Si le choléra-morbus pénètre en France,
je conseille donc à M. Broussais de lui opposer d'autres armes que celles tirées de

son arsenal romantique, dit physiologique. Sans cela, il est à craindre qu'il ne meure lui-même du choléra-morbus.

Quoi qu'il en soit, cette maladie nous menace de plus en plus. Elle existe déjà à Berlin et à Hambourg, et y fait de grands ravages. Il paraît même, d'après des lettres venues d'Amérique, qu'elle a déjà franchi l'espace immense qu'occupe l'Océan Atlantique, et qu'elle fait de nombreuses victimes à Philadelphie, où elle attaque spécialement les enfans.

Dans le nord de l'Europe, c'est au contraire sur les adultes et les vieillards qu'elle sévit avec le plus de violence.

Du reste, le choléra-morbus n'est pas une maladie nouvelle. Hippocrate l'observa souvent en Grèce, et le distingua en *sec* et *humide*. Sydenham l'observa épidémiquement en août 1669, où il finit vers la fin de septembre suivant. Dehaen l'étudia en avril 1747. Bontius, dans son *Histoire Naturelle des Indes*, et Annesley disent qu'il est endémique chez les Indiens, qui le nomment *mordéchi,* et que les Européens l'appellent *mal de chien.* Le docteur Lind dit qu'il y fit périr trente mille nègres et huit cents Européens. Mais ce que peu d'auteurs ont remarqué, c'est la coïncidence qui existe entre les symptômes du choléra, et ceux qui se développèrent pendant la peste 'de 1347, qui fut désignée sous le nom de *peste noire.* On sait qu'elle partit du royaume de Cathay, au nord de la Chine, en 1346; passa dans l'Inde, et parcourant la Turquie d'Asie et d'Europe, pénétra en Égypte et dans une partie de l'Afrique; de là fut transportée par la navigation en Sicile par des vaisseaux venant du Levant, en 1347; et c'est alors qu'elle alla à Pise, à Gênes; en 1348, dans toute l'Italie, excepté à Milan; franchissant ensuite les Alpes, elle fit des ravages en Savoie, en Bourgogne, dans le Dauphiné, le Languedoc. En 1349, elle porta la terreur en Angleterre, en Écosse, en Irlande, en Flandre; en 1350, en Allemagne, en Hongrie, dans le Danemark, et dans presque tout le nord de l'Europe, puis en France.

S'il faut s'en rapporter à ce que disent à ce sujet Villani et plusieurs autres historiens, elle moissonna les quatre cinquièmes de l'Europe. En lisant le tableau qu'en fait Senac, d'après Vinarius, médecin et témoin occulaire, les phénomènes de cette épidémie se rapprochent d'une manière extraordinaire de ceux qui constituent le choléra. En 1823, le choléra-morbus ravagea les plus belles parties de l'Asie, depuis le Volga jusqu'à l'Indus, depuis les Moluques jusqu'aux rivages de Syrie. Mais ne pourrait-on demander : est-ce une maladie nouvelle, ou la même affection, mais à un degré d'intensité beaucoup plus considérable que celle dont parlent le *Madhow-Nidan* (ouvrage médical en sanskrit), et les observations anciennes des présidences de Bombay, de Madras et de Calcutta ? Dans l'Inde, le choléra attaque moins les Européens que les Maures, et ceux-ci que les Indiens : ce qui tendrait à prouver que

la cause est dans la nourriture de ces derniers.

Cette maladie n'a pas été épidémique
avant 1817. En 1818, elle traversa le Ben-
gale, et fit des ravages dans l'armée du
marquis de Hastings, qui se composait de
dix-huit mille hommes, dont neuf mille
moururent en douze jours. Elle fut, en
1820, à Tunquin, en Cochinchine; en
1821, à Pékin, puis en juillet à Bombay
et en Arabie, où les individus mouraient
en dix minutes de tems. A Bassora, il en
mourut quatorze mille en quinze jours. En
1822, elle éclata en Perse; en 1823, à
Antioche, et en septembre de la même année, dans la ville russe d'Astracan, à l'em-
bouchure du Volga. En 1826, elle reparut
en Chine, puis en Mongolie et en Sibérie,
où un vent du nord l'arrêta. En 1830, au
mois de juin, la même franchit la fron-
tière russe, fut le 8 août à Moscou, où le
premier qui en fut atteint était un étudiant
de l'Université. Au 20 janvier 1831, il y
avait sept mille quatre cent soixante-quatre

malades, tant dans les maisons particulières , les hôpitaux , que dans l'armée ; et ,
sur ce nombre , il mourut deux mille quatre cent quarante et un hommes et mille
six cent soixante-dix-neuf femmes.

Depuis cette époque, elle ne cesse de
faire de nouveaux ravages, et de s'avancer
à grands pas vers les parties du milieu et
du midi de l'Europe. Ainsi l'Autriche ,
quelques parties de l'Allemagne et la Prusse
sont déjà en proie à ce redoutable fléau.

La *Gazette officielle* de Berlin avoue,
jusqu'à la date du 7 septembre, soixante-
quatre individus affectés, dont trente-six
morts. A Stettin, il est mort, jusqu'au
5 du même mois, vingt-sept individus sur
trente-trois malades. Tout prouve donc
que, loin de s'affaiblir en s'avançant vers
les régions moins froides, le choléra-morbus acquiert , au contraire, une intensité
bien plus grande.

CAUSE ESSENTIELLE DU CHOLÉRA-MORBUS.

Pour bien s'entendre sur l'étiologie du choléra, je distingue cette maladie en sporadique et en épidémique.

Le choléra *sporadique* est *dépouillé de tout agent contagieux*. C'est une maladie comme une autre, qui se déclare çà et là sans se transmettre d'individu à individu, et seulement en vertu, soit d'une indigestion, soit d'un refroidissement subit de l'atmosphère. Tels sont, par exemple, les symptômes cholériques qui accompagnent les empoisonnemens par les acides minéraux, et surtout par les préparations cuivreuses et les champignons vénéneux.

Le *choléra épidémique* est, au contraire, *essentiellement contagieux*; car s'il ne l'était pas, il ne pourrait ni s'étendre ni se multiplier.

Je l'attribue à la présence contre nature, dans les voies respiratoires ou gastriques, d'un animalcule vivant particulier, animalcule qui s'y introduit, soit à la faveur

d'un air humide, soit à la faveur des alimens liquides.

Tel est, en effet, le caractère dominant
du choléra du Nord et du choléra de l'Inde.

Aussi voit-on ce fléau ravager spécialement les individus qui habitent des lieux
bas et humides, et surtout ceux dont les
demeures avoisinent des fleuves, des ri-
vières, des canaux, des étangs, etc.

C'est en longeant les fleuves qu'il est
parvenu jusqu'à Berlin, et c'est à la suite
de pluies abondantes qu'il vient d'éclater
à La Mecque et à Vienne, où, en peu de
jours, il a fait périr plus de dix mille habitans.

Cela revient à dire et nous prouve in-
dubitablement que l'humidité de l'air et
des autres corps qui nous entourent est le
moyen à la faveur duquel l'*animalcule cholérique* peut vivre et se propager.

Aussi redoutons les vents humides du
nord et du nord-ouest, et surtout nos relations maritimes avec les pays attaqués.

Quant aux assertions de MM. Chervin,

Pinel, Foi, et autres grands parleurs, qui prétendent que le choléra-morbus n'est pas contagieux, elles ne méritent pas seulement la peine d'être réfutées, tellement elles sont contraires à la véritable observation de cette maladie et aux vrais intérêts de l'humanité. Les gouvernemens ne doivent pas se laisser influencer par de pareilles hallucinations : la question est trop majeure pour qu'on puisse la soumettre à une décision romantique.

Le choléra-morbus du Nord est contagieux, c'est-à-dire susceptible de transmission, soit à la faveur de l'air, soit à la faveur du contact des corps entre eux. Voilà la vérité ; voilà le point d'où il faut partir pour tâcher d'en préserver la France, et de l'affaiblir partout où il afflige l'humanité.

Et d'ailleurs la contagion de cette maladie n'est-elle pas démontrée par ceux-là même qui s'efforcent tant à la nier ? Les fragmens suivans d'une lettre de M. le docteur Pinel, adressée à l'Académie des Scien-

ces , le confirment pleinement. Voici le contraste frappant avancé par ce médecin; il dit : « La trisplanchnie (c'est le nom
» qu'il donne au choléra) est épidémique
» comme toutes les maladies. Elle se déve-
» loppe par une *cause spéciale* encore in-
» connue, chez les individus prédisposés
» par leur constitution ou des maladies an-
» térieures; les causes les plus fréquentes
» semblent être les variations brusques
» dans la température de l'air atmosphéri-
» que.

» Elle ne se transmet pas par le contact
» immédiat; et je suis tellement convaincu
» qu'elle n'est pas plus contagieuse que les
» gastrites et les pneumonies , que je me
» suis inoculé, non-seulement le sang d'un
» malade dit cholérique, mais encore le
» mucus intestinal, pris sur le cadavre
» même.

» Je ferai observer que, lorsque je reste
» plus d'un quart-d'heure dans la salle où
» sont les malades, j'éprouve des douleurs
» sourdes et profondes dans le bas-ventre,

» vers la colonne vertébrale, qui dispa-
» raissent en respirant le grand air ; et
» comme je ne suis faible ni de physique
» ni de moral, je ne puis croire que ce
» soit un effet d'imagination.

» Si dans l'espace d'une année, la tris-
» planchnie s'est propagée d'Odessa et de
» Moscou à Varsovie, à Dantzig, je ne vois
» aucune raison plausible pour affirmer
» qu'elle ne parcourra pas toute l'Europe
» et même ne passera pas en Amérique.
» D'après ses progrès et sa marche jusqu'à
» ce jour, cette propagation me paraît iné-
» vitable : on peut même prédire qu'elle
» sera plus violente dans les endroits les
» plus sujets aux bruques variations de
» température, tels que le nord de la Prusse
» et les bords du Rhin, au lieu qu'elle sera
» presque insensible à Paris où la tempé-
» rature atmosphérique est continuelle-
» ment plus élevée que celle des environs,
» et varie seulement de quelques degrés.

» L'étude d'une maladie aussi singulière
» que cruelle, mérite l'attention de tous

» les observateurs ; en attendant des con-
» naissances plus précises sur ce sujet, il
» est un moyen de la guérir dès-à-présent :
» c'est d'abord de ne pas la craindre, et
» ensuite de la nier. »

En voilà des phrases : c'est une véritable Apocalypse. Le choléra-morbus n'est pas contagieux, dit M. Pinel, et cependant il éprouvait des coliques violentes et des douleurs vers la colonne vertébrale, toutes les fois qu'il restait seulement un quart-d'heure dans la salle où étaient les malades affectés. Mais puisque ces douleurs n'étaient pas imaginaires, d'où venaient-elles donc ? Il me semble bien naturel qu'elles ne pouvaient provenir que d'un air chargé de miasmes cholériques. Donc le choléra-morbus alors observé était au moins contagieux par l'air ; donc c'est une maladie qu'il faut craindre et ne pas nier.

Mais le choléra-morbus n'est pas seulement contagieux par l'air. La manière dont il se propage à la faveur des relations qui existent entre les diverses nations, prouve que les corps autres que l'air, et surtout les corps humides, aqueux, peuvent aussi servir à sa transmission. Il est même très-probable que l'agent contagieux cholérique ne s'éloigne jamais par trop du foyer organique morbide d'où il émane, et ne se répand jamais à une grande hauteur dans l'atmosphère; car s'il en était autrement, l'épidémie ferait des progrès bien plus rapides, et se propagerait d'une manière effrayante au moindre courant d'air.

D'où je conclus que le choléra qui s'est manifesté sur les hautes montagnes n'y a pas été apporté par l'air, mais plutôt par les alimens, les vêtemens, etc., etc.

Telle est la cause essentielle du choléra-morbus épidémique. C'est donc un agent contagieux susceptible de se porter d'un individu à l'autre, soit à la faveur de l'air, soit à la faveur des alimens ou autres corps.

Passons maintenant à la symptômatologie de cette affection.

SYMPTÔMES PROPRES AU CHOLÉRA-MORBUS.

Ainsi que je l'ai avancé plus haut, tous les troubles qui caractérisent le choléra-morbus ont une origine commune : *c'est le contact de l'agent contagieux cholérique sur le tissu des membranes muqueuses bronchique et gastrique.* En effet, le point de ces membranes où se réalise ce fatal contact est comme un centre d'où s'irradient des courans électro-nerveux continuels. Maintenant suivez ces courans dans leurs diverses directions et leur transport sur les divers organes, et vous aurez la clef de tous les troubles nerveux et autres qui caractérisent le choléra-morbus.

Voici le détail de ces troubles, détail que j'emprunte à un médecin homéopathique, qui a eu occasion d'observer directement cette maladie.

« Depuis environ six mois, le choléra-
» morbus s'est manifesté aux frontières de
» la Gallicie. Conformément aux décisions
» du conseil sanitaire russe, on ne l'a pas

» considéré comme contagieux : c'est ce
» qui fait qu'il se propage sans obstacle
» dans le pays.

» Il s'est manifesté ici sous les formes
» et sous les groupes de symptômes sui-
» vans. Ces formes ou groupes ont eu sou-
» vent des embranchemens, et souvent
» l'un ou l'autre des symptômes a manqué,
» en sorte que chez un malade, le choléra
» s'est montré dans les premières voies ;
» chez un autre, principalement dans le
» système sanguin et de la respiration ;
» chez un troisième enfin, comme une
» attaque dans le système nerveux.

» 1er *type* : Vertiges ; sentiment de brû-
» lure à l'estomac et au gosier ; cri invo-
» lontaire de douleur en touchant le creux
» de l'estomac avec le doigt. Le corps est
» étendu sans le moindre mouvement,
» comme si on était dans un état de stu-
» peur. Les yeux sont comme de verre :
» chez quelques-uns, rétention d'urine.
» Mort.

» 2e *type* : Refroidissement soudain des

» mains et des pieds, avec insensibilité
» complète; les mains deviennent livides
» jusqu'aux poignets; convulsions(*krampf*).
» Mort.

» 3ᵉ *type* : Sans le moindre pressenti-
» ment, *starr krampf*, catalepsie soudaine
» et générale. Mort.

» 4ᵉ *type* : Douleur de tête et des mem-
» bres, avec toux ; chaleur forte, avec sen-
» timent de brûlure dans le ventre ; sueur
» froide et chaude, finalement catalepsie
» (*starr krampf*). Mort.

» 5ᵉ *type* : Très-forte inflammation de
» poitrine, avec évacuation de sang par en
» bas, alors douleurs très-fortes au cerveau.
» Mort.

» 6ᵉ *type*: Prostration subite des forces ;
» vomissement ; évacuations alvines aqueu-
» ses; borborigmes dans le bas-ventre; res-
» piration extrêmement pénible avec râle;
» face hypocratique, avec agitation et
» pressentiment d'agonie. Mort. »

Cependant la mort n'est pas la suite constante du choléra-morbus. Il est beaucoup

de malades qui survivent à cette maladie, parmi lesquels les uns guérissent tout-à-fait, les autres conservent des infirmités diverses. Certains individus forts, robustes, courageux, résistent même quelquefois au contact de l'agent contagieux cholérique, sans en éprouver le moindre ébranlement. C'est ce qui est arrivé, sans doute, à ceux des médecins qui ont tenté en vain de se l'inoculer, et qui se sont ensuite efforcés de répandre dans le public l'idée fausse et pernicieuse que le choléra était dépouillé de tout principe contagieux; chimère pareille à celle de ces médecins romantiques qui, il y a quelques années, sur la foi de M. Broussais, se sont inoculé le virus syphilitique, et ont failli en être les victimes.

La médecine phusi-dynamique répandra désormais assez de lumière sur la science des épidémies, pour qu'il ne soit plus nécessaire d'avoir recours à de pareils expédiens. Elle prouvera que toute maladie épidémique est essentiellement contagieuse,

et que la contagion varie seulement suivant le moyen particulier qui favorise la
transmission de l'agent contagieux, et suivant aussi la partie du corps vivant qui
peut servir au développement de cet agent;
car il y a en cela des lieux d'élection qu'il
est de la plus haute importance de constater. Tel agent contagieux, par exemple,
qui a de l'action sur le système muqueux,
peut être sans influence sur les systèmes
cellulaire et cutané, *et vice versá*.

Quant aux désordres anatomiques produits par le choléra-morbus, ils sont les
mêmes que ceux des empoisonnemens et
des asphyxies. C'est ce qui a fait dévier les
esprits sur le véritable caractère de cette
affection, qui est une hiper-pseudo-organi-
muqueuse, un empoisonnement *sui generis*.

TRAITEMENT PRÉSERVATIF

ET CURATIF

DU CHOLÉRA-MORBUS,

DE LA PESTE, DE LA FIÈVRE-JAUNE

ET AUTRES MALADIES ÉPIDÉMIQUES.

Dès qu'une maladie épidémique se déclare, le premier devoir de tout citoyen, et surtout de tout fonctionnaire public, est de rechercher :

1° *Quelle est la source qui fournit la matière épidémique ;* savoir : si elle provient d'animaux morts ou vivants, car elle ne peut venir d'ailleurs ; s'il y a dans le voisinage des lieux affectés, quelque foyer d'infection, comme marais, canaux ou étangs desséchés, des fosses d'aisance mal soignées, des établissemens où se trouvent des cadavres en décomposition, etc., etc.

2° *A l'aide de quel moyen la matière épidémique se porte d'un individu à l'autre ;*

savoir : si c'est seulement à la faveur d'un air froid ou chaud, sec ou humide, etc., ou à la faveur d'un contact direct entre corps solides ou liquides, ou enfin, en même tems, à la faveur de l'air et des corps entre eux ; car, comme je l'ai dit plus haut, il n'y a que ces trois modes de propagation, qui sont donc : ou par l'air, ou par contact entre corps solides ou li-quides, ou enfin par ces deux choses à-la-fois.

3° *Quel est l'état phusi-dynamique de la matière épidémique* ; savoir : si elle est bi-naire, ternaire ou quaternaire ; si l'hydro-gène entre ou non dans sa composition ; si elle est un simple produit d'animal ou un animal elle-même; enfin, si, par son contact sur nos organes, elle développe beaucoup ou peu de fluide électrique organique, ce qu'on reconnaît à l'intensité des troubles qui accompagnent ce contact.

4° *Enfin, quelle est la partie du corps vivant qui sert spécialement à la contagion de la matière épidémique* ; savoir : si c'est la peau ou les membranes muqueuses ; la peau intacte ou la peau écorchée; les membranes muqueuses bronchique ou gastrique, etc., etc.

Ces diverses connaissances acquises, il est possible et même facile d'opposer une barrière invincible à toute maladie épidémique.

Je propose à cet égard le traitement suivant, traitement que je regarde comme infaillible, parce qu'il est fondé sur l'étude la plus scrupuleuse des causes capables de vicier les milieux dans lesquels nous vivons.

Je commencerai par dire que ces causes étant très-variées, les réactifs propres à les neutraliser doivent l'être également. En effet, chaque agent contagieux a son réactif particulier, et je ne conçois pas comment on a pu penser que le chlore et ses préparations étaient suffisans pour les détruire tous. C'est une erreur capitale que je crois devoir signaler aux diverses nations, non-seulement pour les mettre à même d'éviter toute dépense superflue , mais encore de ne pas rester dans une funeste sécurité. Le chlore et les chlorures sont certainement des moyens infaillibles contre certains miasmes, mais il faut avouer aussi qu'ils sont tout-à-fait impuissans, ou du moins très-faibles, contre certains autres.

Je puis conclure de mes expériences :

1° Que les chlorures détruisent parfaitement tous les miasmes binaires et ternaires qui résultent de la décomposition des matières animales, et dans lesquels le gaz hydrogène est l'élément dominant ; mais que ces moyens sont très-peu efficaces contre les divers animalcules vivans , parce que l'affinité du chlore pour l'hydrogène n'est pas alors assez énergique pour enlever cet élément à des êtres infiniment complexes, et dont les diverses parties sont encore maintenues unies par les liens de la vie (1).

____

(1) En effet, puisque les chlorures étendus du

2° Que les huiles camphrées, l'esprit-de-vin, les acides concentrés, le charbon, l'ammoniaque, une forte chaleur et les essences végétales très-odorantes, sont des moyens bien supérieurs aux chlorures pour détruire les divers animalcules contagieux; savoir, le charbon en absorbant l'humidité qui les alimente, et les autres moyens en les faisant périr par asphyxie.

On peut du reste acquérir la preuve de ce que j'avance par les expériences suivantes, expériences que j'ai répétées plusieurs fois, et qui peuvent désormais fixer les esprits sur l'art d'atteindre tous les

moins d'une grande quantité d'eau, tels qu'on les propose, appliqués sur nos organes, n'en détruisent pas la texture, pour quelle raison détruiraient-ils celle des animalcules, qui sont des animaux vivans comme nous? Je le répète, ces moyens ne sont réellement utiles que pour hâter la décomposition des matières animales privées de la vie, et dont les divers élémens constituans ont déjà de la tendance à se séparer et à former d'autres liens.

miasmes possibles répandus dans l'air.

1° Qu'un observateur attentif, muni d'un bon microscope, se place dans une espèce de grand *garde-manger*, dont les parois supérieure et latérales soient composées d'une double couche de soie ou de laine blanche très-fine et d'un tissu un peu serré. Que cet appareil, placé d'ailleurs dans un lieu chaud et humide, soit confectionné de manière à ce que l'air extérieur ne puisse arriver à l'observateur qu'en traversant le tissu de soie ou de laine. Après avoir bien imbibé ce tissu d'eau chlorurée, à l'aide d'un pinceau, qu'on entoure le garde-manger d'animaux aussi putrifiés que possible. Si l'expérience est bien faite, l'observateur ne sentira, à la vérité, aucune mauvaise odeur; mais en examinant soigneusement, avec le microscope, les deux surfaces de la double toile, il apercevra des animalcules s'agiter, même dans l'eau chlorurée, à moins qu'elle ne soit très-chargée de chlorure et comme caustique. Il n'en sera pas de même si on

a imbibé la toile d'alcool camphré, d'essences végétales, et surtout d'essence de
térébenthine camphrée : presque aucun
animalcule ne survit à l'emploi de ces
moyens.

2° Faites évaporer de l'eau chaude dans
un petit tonneau placé dans un lieu où la
température soit de 30 à 32° au-dessus
de o ; placez-y ensuite un animal putréfié :
l'air ambiant imprégné de vapeur, ainsi
que l'animal et les parois du tonneau,
fourmilleront bientôt d'une quantité in-
nombrable d'animalcules, dont certains
visibles à l'œil nu, et un plus grand nombre au microscope seulement. Dans cet
état de choses, suspendez au milieu du
tonneau une assez grande quantité de charbon épuré, grossièrement concassé, bien
sec, et renfermé dans une toile à mailles
peu serrées ; enlevez, du reste, le vase
qui contient l'eau chaude. Si l'expérience
est bien combinée, vous verrez bientôt
tous les animalcules cesser de vivre, par
la perte de la vapeur aqueuse qui en ali-

mentait la production, vapeur qui est plus ou moins promptement enlevée par la propriété éminemment absorbante du charbon.

Partant de ces données incontestables, je propose donc aux nations les moyens suivans, comme infailliblement destructeurs de tout germe contagieux, et, par conséquent, comme préservatifs, non-seulement du choléra—morbus, mais encore de la peste, et généralement de tout fléau épidémique.

A. Ne laissez jamais, autant que possible, décomposer les animaux privés de la vie à l'air libre, surtout dans les lieux bas et humides, et dans l'intérieur ou aux environs des grandes villes.

B. Qu'on s'efforce de ne dessécher les canaux, les étangs et les marais que par un tems de froid sec ; et que, pendant les travaux de desséchement, les ouvriers et tous les habitans voisins prennent les précautions ci-après désignées, pour éviter toute contagion.

C. Qu'une loi générale contraigne tous les habitans, et surtout ceux des grandes villes, 1° d'établir sur les toits, et à côté des croisées et des portes de leurs maisons (en dehors des murailles), des *para-peste,* c'est-à-dire des vases en pierre, en plomb ou en bois, capables de contenir au besoin un liquide anti-contagieux, susceptible, en s'évaporant dans l'air, de purifier au loin l'atmosphère, et de neutraliser ainsi toute semence épidémique.

2° D'arroser et laver chaque jour, avec de l'eau propre, les rues, les cours, les places, les corridors, les plombs, les fosses d'aisance, et généralement tous les lieux susceptibles de recéler des immondices, ou même de simples eaux stagnantes, presque toujours, comme on sait, altérées par des matières animales en putréfaction ; 3° en tems d'épidémie, de faire ces arrosages et ces lavages, non-seulement avec de l'eau simple, mais aussi avec de l'eau de chaux, contenant une assez grande quantité de charbon pulvérisé : car rien n'est aussi capable d'assainir une ville, un camp, une prison, un hôpital, tout lieu infecté, que ce liquide répandu avec profusion (la poussière de charbon répandue en abondance dans les rues, après les avoir bien lavées, est aussi un des plus puissans moyens que la police sanitaire-puisse employer contre les animalcules contagieux); 4° d'emplir aussi alors les *para-peste*, les uns avec de l'eau chlorurée, et les autres avec un mélange de dix parties d'eau filtrée et de deux parties d'eau-de-vie fortement camphrée et d'essence de térébenthine (il n'y a pas d'agent contagieux qui puisse résister à la double évaporation qui en résulte).

D. Lorsqu'une épidémie éclate, loin de s'épouvanter, de fuir, et même de troubler trop légèrement les relations commerciales ou autres, par des cordons sanitaires trop précipités, redoubler au contraire d'activité et de courage pour tâcher de neutraliser l'agent contagieux.

Rien ne favorise autant l'action des matières contagieuses que la faiblesse et la peur, et les réactifs chimiques sont certainement bien préférables à tous les cordons sanitaires du monde, pour entraver la marche d'une épidémie quelconque. Il n'y a qu'un cas où les cordons sanitaires soient de rigueur : c'est lorsqu'il est démontré que la contagion se fàit, non par l'air (car alors tous les cordons sont inutiles), mais seulement par le contact direct des corps entre eux.

E. Que les personnes peureuses et faibles de constitution, les malades surtout, se placent dans un grand garde à manger pareil à celui qui a servi à mes expériences, et elles éviteront infailliblement toute contagion. On peut convertir sa chambre, un hôpital, une prison, un vaisseau, une voiture, etc., en *garde-manger*, en attachant soigneusement en dehors des croisées, aux portes et aux cheminées, le double tissu de soie ou de laine dont j'ai parlé plus haut, et en imprégnant fréquemment ce tissu d'eau chlorurée et d'huile ordinaire à brûler fortement camphrée et térébenthinée. Je conseille en outre, dans les cas graves, de répandre dans tous ces lieux une couche de poussière de charbon, au moins de trois ou quatre pouces d'épaisseur, et de telle sorte qu'on ne puisse marcher, dormir, et même manger qu'au milieu de ce moyen bienfaisant.

Cet avis cessera de paraître extraordinaire et dégoûtant, si on réfléchit qu'il vaut mieux salir ses appartemens et même ses palais de poussière de charbon, que de miasmes cholériques et pestilentiels. On peut d'ailleurs prendre pour cela du charbon végétal grossièrement pulvérisé, et placer par-dessus une large toile noire sous forme de tapis. Je fais des vœux pour qu'à l'avenir les murailles et les parquets des hôpitaux, des prisons et des vaisseaux, soient garnis d'une couche épaisse de ce puissant préservatif. Il en est de même de tout lieu bas et humide. Il est certain que si de pareilles tapisseries étaient adoptées, il y aurait, non-seulement infiniment moins de maladies épidémiques, mais aussi d'at-

taques de goutte, de rhumatismes et d'affections catarrhales. Dans les cas urgens,
on pourrait à l'instant même garnir les
murailles d'un hôpital, ou tout autre lieu
encombré de malades, avec des couver-
tures de laine trempées dans une pâte très-
liquide d'eau de chaux et de charbon en
poudre. Une fois desséchées, ces couver-
tures deviendraient de puissans absorbans.

F. Porter habituellement devant la
bouche l'appareil *naso-bucal* anti-contagieux suivant, afin de ne respirer qu'un
air chargé de vapeur anti-épidémique.

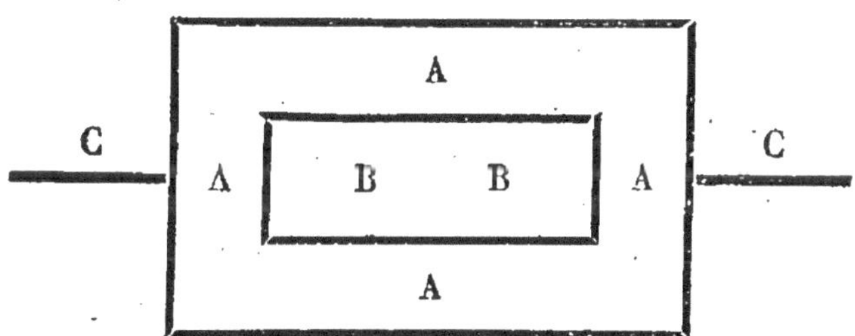

AAAA est une éponge quadrilatère ayant
trois pouces de longueur sur un pouce et
demi de hauteur et un pouce d'épaisseur.
BB est une ouverture également quadrilatère, pratiquée au milieu de l'éponge, pour

correspondre à l'ouverture de la bouche. CC sont deux liens qu'on noue derrière la tête, par-dessus les oreilles, pour fixer l'éponge contre la bouche. La face postérieure de l'éponge, celle qui doit se trouver en contact avec les lèvres, doit être garnie d'une couche de taffetas gommé, afin que le liquide dont l'éponge est imprégnée n'irrite pas la peau des lèvres. Ce liquide sera tantôt de l'eau chlorurée, et tantôt de l'eau-de-vie et de l'eau de menthe camphrées, suivant la cause présumée de l'épidémie.

Le masque anti-épidémique proposé par mon beau-père, M. le baron Massias, quoique beaucoup plus incommode que l'appareil précédent, est cependant préférable et bien plus sûr, quand il s'agit de visiter un hôpital pestiféré ou de descendre dans une fosse d'aisance.

G. En tems d'épidémie grave, tous les habitans devront porter sur la peau une longue chemise et un caleçon de flanelle ou de coton trempés et exprimés tous les deux jours dans de l'huile camphrée ou dans de l'eau chlorurée. On fera aussi de fréquens lavages avec dix parties d'eau et deux parties d'eau de Cologne, de vinaigre fort, ou d'eau de mélisse, ou de menthe; car il n'est pas vrai, comme on l'a avancé, que ces divers moyens ne fassent que masquer les miasmes sans les détruire. Mes expériences prouvent qu'ils font périr au moins les animalcules contagieux par asphyxie; or, sur dix épidémies, il y en a au moins huit qui proviennent d'animalcules.

H. Comme les alimens et les vêtemens peuvent recéler des miasmes et les transmettre à l'homme, ne prendre que des substances très-chaudes et préalablement bouillies, et ne porter que des vêtemens soumis chaque jour à une forte chaleur. Ainsi, pas de pain, viande, potages, fruits, légumes, boissons, pris froids et sans avoir fortement bouilli. Eau bouillante, refroidie, jusqu'à 35 ou 40°, et coupée avec un quart de lait bouilli et sucré pour boisson universelle. Après les repas, liqueurs chaudes préalablement bouillies avec du sucre.

Il résulte de ce qui précède, que toute personne riche (un souverain, par exemple, dont l'existence est chère à la nation qu'il administre) qui, pendant une épidémie, voudrait à tout prix éviter le danger de la contagion, serait en pleine sûreté en restant continuellement dans l'espèce de cage ou de grand garde-manger suivant :

Formez un cube dont chaque face ait huit, dix, douze ou même quinze pieds d'étendue ; que les faces ou parois supérieure et inférieure (où devra reposer un lit, un siége, et autres objets nécessaires aux besoins de la vie) soient bien plâtrées et garnies d'un matelas très-épais de charbon pilé ; que les quatre faces, ou parois perpendiculaires , soient formées d'une double toile de laine ; que ces toiles, d'ailleurs bien tendues, soient écartées l'une de l'autre, au moins de deux pouces, pour que le liquide anti-contagieux de l'une ne puisse point décomposer celui de l'autre ;

que l'appareil cubique, ainsi formé, soit placé dans une chambre bien sèche, garnie d'une grande quantité de charbon, et située sur une hauteur, loin des fleuves et des grandes villes; que la toile interne soit mouillée toutes les deux heures avec de l'eau chlorurée (par la personne même renfermée dans l'appareil, ou par un domestique demeurant avec elle), et la toile externe avec de l'huile fortement camphrée et térébenthinée (celle-ci par un autre domestique n'habitant point l'appareil); que les alimens, pris toujours chauds et avec modération, comme je l'ai dit ci-dessus, soient introduits dans l'appareil par une ouverture alongée, garnie d'éponges imbibées de liquide anti-contagieux; enfin, que la personne fasse autant d'exercice que possible, et reste dans sa cage jusqu'à la fin de l'épidémie, et elle sera à l'abri de toute contagion.

Quant au traitement curatif du choléra-morbus et autres maladies épidémiques, il doit toujours tendre, 1° à chasser au-dehors ou à détruire, dans l'organisation même, l'agent contagieux, par les boissons sudorifiques, et surtout camphrées; 2° à combattre au besoin, par la saignée et par les frictions étendues et autres révulsifs externes, les concentrations humorales qui accompagnent constamment les maladies épidémiques; 3° à varier, du reste, les indications, suivant les symptômes prédominans de ces maladies.

EXPÉRIENCES

PATHOLOGIQUES DIRECTES,

DEMANDÉES PAR L'ACADÉMIE ROYALE DE MÉDECINE, DANS SON RAPPORT SUR MA DOCTRINE DU 24 JUIN 1828.

Découverte du traitement *anti-hiper-organi-hiper-dynamique*, et du traitement *phusi-dynami-vomi-sialogo-diuréti-diaphoro-purgatif*, ou *anti-pseudo-organi-hiper-organi-hipo-dynamique* (1); le premier contre toutes les maladies aiguës, avec excès de sang artériel et excès de vie, et le second contre toutes les maladies aiguës ou chroniques, avec excès de lymphe, de bile, de mucus, de sérosité, de sueur, d'urine, de phosphate calcaire, et, en même tems, présence ou non de quelque matière organique contre nature, contagieuse ou non contagieuse.

J'AI soumis jusqu'ici plus de huit cents malades à l'emploi de ces deux nouveaux

---

(1) L'idée de ce nouveau langage médical m'a été inspirée par celui qui est adopté aujourd'hui en chimie, langage tout-à-fait logique, parce

modes de traitement, et j'ai pu me convaincre des vérités suivantes, vérités qui
ne sont pas, comme on va voir, tout-à-fait
en faveur du système de M. Broussais.

1° Avec de l'eau distillée simple, employée en boisson, lavemens, fomentations,
bains, et surtout cataplasmes spongieux
(simple matelas fait avec de la toile de lin
très-fine, bien lessivée et presque usée,
et de l'éponge pilée), on guérit beaucoup
mieux les diverses inflammations (hiper-
organi-hiper-dynamies) qu'en criblant les
malades de sangsues, et qu'en les gorgeant
d'eau de gomme, et les recouvrant de cataplasmes faits avec des substances grasses,
substances qui, en obstruant les ouvertures

---

qu'il fait connaître, seulement en le prononçant,
une série d'attributs propres à l'objet qu'il dé-
peint. Il vaut certainement mieux, quoiqu'on en
dise, que l'ancien langage (*inflammation*, *in-
flammatoire*, *spécifique*, *irritation*, *abirritation*,
phlogose, *phlegmasie*, *anti-phlogistique*, etc.),
qui n'est composé que de mots insignifians.

des vaisseaux absorbans, empêchent l'im-
bibition aqueuse qu'on cherche à produire,
et s'opposent même à la sortie de la matière transpiratoire locale, matière éminemment électro-motrice-nerveuse. L'art
pourrait donc, en quelque sorte, se passer
de sangsues, animaux dont les piqûres
douloureuses font naître très-souvent des
accidens généraux qu'on attribue à tort
très-souvent à l'extension de la maladie à
laquelle on les oppose. La saignée générale est mille fois plus convenable, mais
elle-même ne doit être mise en usage que
dans les cas urgens de congestion sanguine
sur les principaux organes.

2° Parlerai-je de la diète sévère et prolongée ; de ce moyen pernicieux dont tous
les praticiens, sans exception, ont tant
abusé, depuis Hippocrate jusqu'à nos jours?

Mais a-t-on bien calculé les effets de la
diète absolue? Ne sait-on pas que ce fléau
destructeur amène un changement général
dans les proportions et les rapports moléculaires organiques, et qu'alors la vieille

matière de l'homme, faute d'être réparée par une matière nouvelle, se livre à des affinités et à des combinaisons tout-à-fait anormales ? N'a-t-on pas réfléchi que dans les gastrites et les gastro-entérites même, les vieilles mucosités et les vieux sucs biliaire et pancréatique, ne se trouvant plus mitigés et expulsés par l'abord habituel des substances alimentaires, deviennent des causes morbides bien plus électro-motrices que les alimens eux-mêmes?

En un mot, tout devient anormal chez un être organisé, privé seulement pendant deux jours des substances qui doivent habituellement le réparer. C'est déjà commencer l'œuvre que la mort finit : la décomposition de l'état actuel de la masse organique, pour en faire servir les débris à d'autres compositions.

Je ne soumets jamais mes malades à une diète absolue, et j'ai lieu de me féliciter de mes prévisions. Dans les maladies aiguës graves, je diminue seulement la quantité des alimens, et je fais choix des substances

où la molécule nutritive se trouve autant
à nu que possible. En continuant à nour-
rir, j'emploie du reste tous les moyens capables de faire cesser l'état morbide.

Dans les maladies chroniques, affections
pour lesquelles je suis principalement con-
sulté des divers points de la France, loin
de mettre mes malades à la diète, j'augmente au contraire d'une manière progres-
sive la quantité des alimens. Et certainement, pour l'intérêt général des praticiens
et des malades, je ne dois pas craindre
de publier les cures journalières que j'opère
avec ce moyen (combiné toutefois avec
une infinité d'autres), cures dont au besoin je pourrai produire les témoignages
au sein même de l'Académie (1).

Ainsi, *plus de diète absolue* dans les
maladies. Ce précepte absurde, comme

---

(1) Ou qu'on peut venir constater chez moi-
même, Place-Royale, n° 13, à mon cabinet de
consultations, ouvert au public de dix heures à
deux.

bien d'autres, doit être relégué pour toujours dans les vieilles archives du romantisme et de la déception.

3° J'arrive au traitement *phusi-dynami-
vomi-sialogo-diureti-diaphoro-purgatif*,
dont le nom seul va sans doute faire trem-
bler M. Broussais et ses partisans ; ils vont
croire certainement toutes les muqueuses
en feu, par l'emploi de ce traitement général. Eh bien ! qu'ils se rassurent ; depuis deux ans j'ai soumis plus de huit cents
malades atteints de dartres, syphilis, gale,
verrues, poireaux, ulcères, cancers, teigne, lipomes, tumeurs blanches, scrophules, hydropisie, leucorrhée, blennorrhée,
hémorroïdes, vents, constipation, glaires,
céphalalgie, apoplexie, paralysie, ophtal-
mie, angine, phthisie pulmonaire, hépatite et splénite chroniques, fièvres intermittentes, douleurs goutteuses et rhumatismales, etc., etc., les faisant à-la-fois
vomir, saliver, expectorer, suer, uriner,
aller à la selle trois ou quatre fois par jour,
et quelquefois pendant quatre mois de

suite (avec une simple interruption de quatre jours tous les quinze jours), et tout cela *sans d'autres gastrites* qu'un appétit à dévorer les alimens dont la présence était auparavant un objet d'incommodité et de dégoût.

Au contraire, sous l'influence de cette *médication naturelle*, qui ramène les élémens organiques à leurs proportions et rapports naturels, la digestion devient plus facile, les mouvemens plus libres, les sensations plus agréables, la pensée plus énergique, enfin, les malades sentent peu à peu un bien-être qui présage le retour d'une santé parfaite.

Voilà donc à quoi se réduit cette grande frayeur de gastrite, communiquée par M. Broussais à la plupart des praticiens de l'Europe.

Maintenant, ce grand écrivain, auprès duquel, pour l'art d'écrire, je ne suis qu'un pygmée, essaiera-t-il de réfuter mes assertions? je lui répondrai modestement par les faits. Je lui montrerai simplement les malades parfaitement guéris, et puis il ira *revoir* son livre sur l'*Irritation et la Folie.*

Je termine ici la réfutation de la *médecine dite physiologique* ou *d'irritation,* espérant que son célèbre et savant auteur, pour lequel j'ai d'ailleurs la plus profonde estime, voudra bien la convertir en *médecine phusi-dynamique,* médecine tout-à-fait logique, et aussi éternelle que la nature dont elle interprète les lois.

FIN.

TABLE DES MATIÈRES.